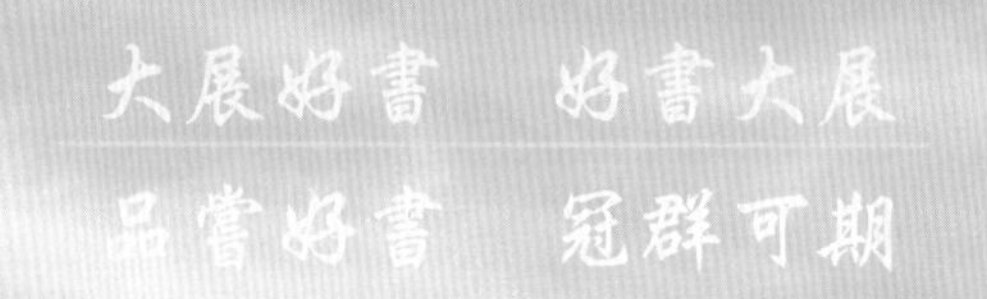
大展好書　好書大展
品嘗好書　冠群可期

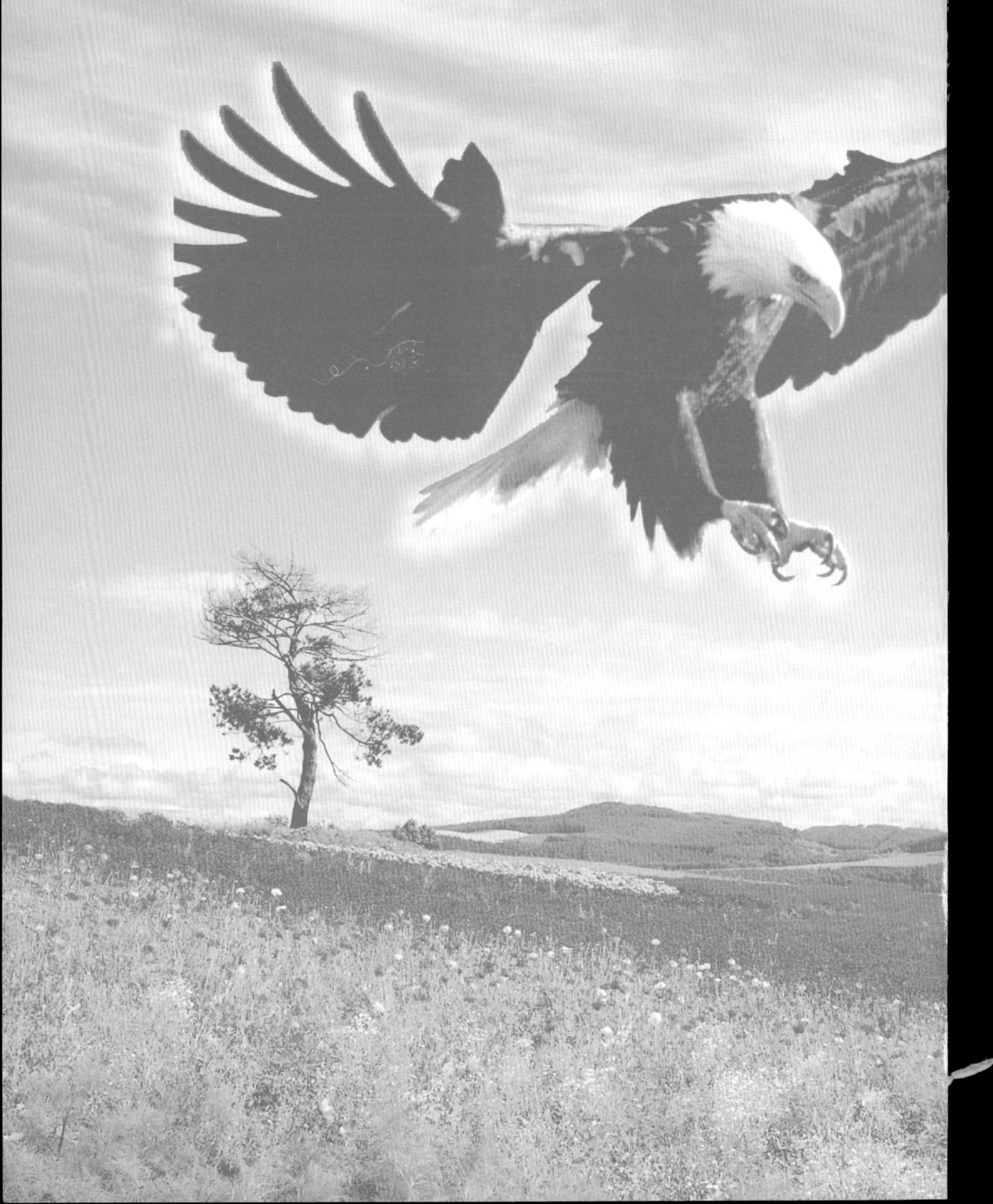

大展好書　好書大展
品嘗好書　冠群可期

中醫經典古籍 4

《金匱要略》校注

東漢・張仲景 著

李辰 郝洋 周勁草 校注

《金匱要略方論》序

張仲景為《傷寒雜病論》合十六卷，今世但傳《傷寒論》十卷，雜病未見其書，或於諸家方中載其一二矣。翰林學士王洙在館閣日，於蠹簡中得仲景《金匱玉函要略方》三卷：上則辨傷寒，中則論雜病，下則載其方，並療婦人。乃錄而傳之士流，才數家耳。嘗以對方證者，施之於人，其效若神。然而或有證而無方，或有方而無證，救治治病其有未備。

國家詔儒臣校正醫書，臣奇先校定《傷寒論》，次校定《金匱玉函經》，今又校成此書，仍以逐方次於證候之下，使倉卒之際，便於檢用也。又採散在諸家之方，附於逐篇之末，以廣其法。

以其傷寒文多節略，故斷自雜病以下，終於飲食禁忌，凡二十五篇，除重複合二百六十二方，勒成上、中、下三卷，依舊名曰《金匱方論》。

臣奇嘗讀《魏志．華佗傳》云：「出書一卷曰：此書可以活人。」每觀華佗凡所療病，多尚奇怪，不合聖人之經，臣奇謂活人者，必仲景之書也。大哉炎農聖法，屬我盛旦，恭唯主上，丕承大統，撫育元元，頒行方書，拯濟疾苦，使和氣盈溢，而萬物莫不盡和矣。

太子右贊善大夫臣高保衡、尚書都官員外郎臣孫奇、尚書司封郎中充秘閣校理臣林億等傳上

目 錄

臟腑經絡先後病脈證第一……19
痓濕暍病脈證治第二……24
栝樓桂枝湯方……25
葛根湯方……25
大承氣湯方……26
麻黃加朮湯方……27
麻黃杏仁薏苡甘草湯方……27
防已黃耆湯方……28
桂枝附子湯方……28
白朮附子湯方……29
甘草附子湯方……29
白虎加人參湯方……30
一物瓜蒂湯方……30
百合狐蜮陰陽毒病脈證治第三……31
百合知母湯方……31
滑石代赭湯方……32

百合雞子黃湯方……32
百合地黃湯方……33
百合洗方……33
栝樓牡蠣散方……33
百合滑石散方……33
甘草瀉心湯方……34
苦參湯方……34
雄黃薰方……35
赤小豆當歸散方……35
升麻鱉甲湯方……35
瘧病脈證並治第四……37
鱉甲煎丸方……37
白虎加桂枝湯方……38
蜀漆散方……38
【附《外台秘要》方】……39
牡蠣湯……39
柴胡去半夏加栝樓根湯……39
柴胡桂薑湯……39
中風曆節病脈證並治第五……41
侯氏黑散……41
風引湯……42
防己地黃湯……42

頭風摩散方……43
桂枝芍藥知母湯方……43
烏頭湯方……44
礬石湯……44
《古今錄驗》續命湯……45
《千金》三黃湯……45
《近效》朮附湯……46
崔氏八味丸……46
《千金》越婢加朮湯……46
血痹虛勞病脈證並治第六……47
黃耆桂枝五物湯方……47
桂枝龍骨牡蠣湯方……48
天雄散方……48
小建中湯方……49
黃耆建中湯方……50
腎氣丸方……50
薯蕷丸方……50
酸棗仁湯方……51
大黃蟅蟲丸方……51
【附方】……52
《千金翼》炙甘草湯……52
《肘後》獺肝散……52

肺痿肺癰咳嗽上氣病脈證治第七……53
甘草乾薑湯方……54
射干麻黃湯方……54
皂莢丸方……55
厚朴麻黃湯方……55
澤漆湯方……55
麥門冬湯方……56
葶藶大棗瀉肺湯方……56
桔梗湯方……57
越婢加半夏湯方……57
小青龍加石膏湯方……57
【附方】……58
《外台》炙甘草湯……58
《千金》甘草湯……58
《千金》生薑甘草湯……58
《千金》桂枝去芍藥加皂莢湯……58
《外台》桔梗白散……59
《千金》葦莖湯……59
奔豚氣病脈證治第八……60
奔豚湯方……60
桂枝加桂湯方……61
茯苓桂枝甘草大棗湯方……61

胸痹心痛短氣病脈證治第九……62
栝樓薤白白酒湯方……62
栝樓薤白半夏湯方……62
枳實薤白桂枝湯方……63
人參湯方……63
茯苓杏仁甘草湯方……63
橘枳薑湯方……64
薏苡附子散方……64
桂枝生薑枳實湯方……64
烏頭赤石脂丸方……65
【附方】……65
九痛丸……65
腹滿寒疝宿食病脈證治第十……66
厚朴七物湯方……67
附子粳米湯方……67
厚朴三物湯方……67
大柴胡湯方……68
大承氣湯方……68
大建中湯方……68
大黃附子湯方……69
赤丸方……69
大烏頭煎方……69

當歸生薑羊肉湯方…70
烏頭桂枝湯方…70
桂枝湯方…71
【附方】…71
《外臺》烏頭湯…71
《外臺》柴胡桂枝湯方…71
《外臺》走馬湯…72
瓜蒂散方…72
五臟風寒積聚病脈證並治第十一…73
旋覆花湯方…73
麻子仁丸方…75
甘草乾薑茯苓白朮湯方…75
痰飲咳嗽病脈證並治第十二…77
茯苓桂枝白朮甘草湯方…78
甘遂半夏湯方…79
十棗湯方…79
大青龍湯方…80
小青龍湯方…80
木防己湯方…81
木防己去石膏加茯苓芒硝湯方…81
澤瀉湯方…81
厚朴大黃湯方…81

小半夏湯方……82
防己椒目葶藶大黃丸方……82
小半夏加茯苓湯方……82
五苓散方……83
【附方】……83
《外台》茯苓飲……83
桂苓五味甘草湯方……84
苓甘五味薑辛湯方……85
桂苓五味甘草去桂加乾薑細辛半夏湯方……85
苓甘五味加薑辛半夏杏仁湯方……86
苓甘五味加薑辛半杏大黃湯方……86
消渴小便不利淋病脈證並治第十三……87
文蛤散方……87
栝樓瞿麥丸方……88
蒲灰散方……88
滑石白魚散方……89
茯苓戎鹽湯方……89
豬苓湯方……89
水氣病脈證並治第十四……90
防己黃耆湯方……94
越婢湯方……94
防己茯苓湯方……95

越婢加朮湯方……95
甘草麻黃湯方……95
麻黃附子湯方……96
杏子湯方……96
黃耆芍藥桂枝苦酒湯方……96
桂枝加黃耆湯方……97
桂枝去芍藥加麻黃細辛附子湯方……98
枳朮湯方……98
【附方】……98
《外臺》防己黃耆湯……98
黃疸病脈證並治第十五……99
茵陳蒿湯方……101
硝石礬石散方……101
梔子大黃湯方……102
豬膏髮煎方……102
茵陳五苓散方……102
大黃硝石湯方……103
【附方】……103
瓜蒂散……103
《千金》麻黃醇酒湯……103
驚悸吐衄下血胸滿瘀血病脈證並治第十六……104
桂枝救逆湯方……105

半夏麻黃丸方……105
柏葉湯方……106
黃土湯方……106
瀉心湯方……106
嘔吐噦下利病脈證治第十七……107
茱萸湯方……108
半夏瀉心湯方……108
黃芩加半夏生薑湯方……109
豬苓散方……109
四逆湯方……109
小柴胡湯方……110
大半夏湯方……110
大黃甘草湯方……110
茯苓澤瀉湯方……111
文蛤湯方……111
半夏乾薑散方……111
生薑半夏湯方……112
橘皮湯方……112
橘皮竹茹湯方……112
桂枝湯方……114
小承氣湯方……115
桃花湯方……115

白頭翁湯方……115
梔子豉湯方……116
通脈四逆湯方……116
紫參湯方……116
訶梨勒散方……117
【附方】……117
《千金翼》小承氣湯……117
《外台》黃芩湯……117
瘡癰腸癰浸淫病脈證並治第十八……118
薏苡附子敗醬散方……118
大黃牡丹湯方……119
王不留行散方……119
排膿散方……120
排膿湯方……120
趺蹶手指臂腫轉筋陰狐疝蟲病脈證治第十九……121
藜蘆甘草湯方……121
雞屎白散方……121
蜘蛛散方……122
甘草粉蜜湯方……122
烏梅丸方……123
婦人妊娠病脈證並治第二十……124
桂枝茯苓丸方……124

膠艾湯方……125
當歸芍藥散方……125
乾薑人參半夏丸方……126
當歸貝母苦參丸方……126
葵子茯苓散方……126
當歸散方……127
白朮散方……127
婦人產後病脈證治第二十一……128
枳實芍藥散方……129
下瘀血湯方……129
竹葉湯方……130
竹皮大丸方……130
白頭翁加甘草阿膠湯方……131
【附方】……131
《千金》三物黃芩湯……131
《千金》內補當歸建中湯……131
婦人雜病脈證並治第二十二……133
半夏厚朴湯方……134
甘麥大棗湯方……134
溫經湯方……135
土瓜根散方……136
旋覆花湯方……136

大黃甘遂湯方……136
抵當湯方……137
礬石丸方……137
紅藍花酒方……137
腎氣丸方……138
蛇床子散方……138
狼牙湯方……139
小兒疳蟲蝕齒方……139
雜療方第二十三……140
長服訶梨勒丸方……140
三物備急丸方……141
治傷寒令愈不復（紫石寒食散）方……141
救卒死方……141
救卒死而目熱者方……142
救卒死而目閉者方……142
救卒死而張口反折者方……142
救卒死而四肢不收失便者方……142
救小兒卒死而吐利不知是何病方……142
治屍蹶方……143
救自縊死方……143
療中暍方……144
救溺死方……144

治馬墜及一切筋骨損方……145
禽獸魚蟲禁忌並治第二十四……146
治（食）自死六畜肉中毒方……147
治食鬱肉漏脯中毒方……147
治黍米中藏乾脯，食之中毒方……148
治食生肉中毒方……148
治（食）六畜鳥獸肝中毒方……148
治馬肝毒中人未死方……149
治食馬肉中毒欲死方……149
治噉蛇牛肉食之欲死方……149
治食牛肉中毒方……150
治食犬肉不消成病方……150
治食鳥獸中箭肉毒方……151
治食鱠不化成症病方……152
食鱠多不消，結為症病，治之方……152
食魚後食毒，兩種煩亂，治之方……152
食鯸鮧魚中毒方……153
食蟹中毒治之方……153
果實菜穀禁忌並治第二十五……154
食諸果中毒治之方……154
食諸菌中毒，悶亂欲死，治之方……155
食躁或躁方……157

誤食鉤吻殺人解之方……157
治誤食水莨菪中毒方……157
治食芹菜中龍精毒方……157
食苦瓠中毒治之方……157
飲食中毒、煩滿，治之方……158
貪食、食多不消、心腹堅滿痛，治之方……158

臟腑經絡先後病脈證第一

一、問曰：上工治未病，何也？

師曰：夫治未病者，見肝之病，知肝傳脾，當先實脾，四季脾旺不受邪，即勿補之；中工不曉相傳，見肝之病，不解實脾，惟治肝也。

夫肝之病，補用酸，助用焦苦，益用甘味之藥調之（酸入肝，焦苦入心，甘入脾。脾能傷腎，腎氣微弱，則水不行；水不行，則心火氣盛，則傷肺；肺被傷，則金氣不行；金氣不行，則肝氣盛，則肝自癒。此治肝補脾之要妙也）。肝虛則用此法，實則不在用之。

經曰：「虛虛實實，補不足，損有餘。」是其義也。餘臟準此。

二、夫人稟五常，因風氣而生長，風氣雖能生萬物，亦能害萬物，如水能浮舟，亦能覆舟。若五臟元真通暢，人即安和。客氣邪風，中人多死，千般疢（ㄔㄣˋ，熱病。也泛指病）難，不越三條：一者，經絡受邪，入臟腑，為內所因也；二者，四肢九竅，血脈相傳，壅塞不通，為外皮膚所中也；三者，房室、金刃、蟲獸所傷。以此詳之，病由都盡。

若人能養慎，不令邪風干忤經絡；適中經絡，未流傳臟腑，即醫治之。四肢才覺重滯，即導引、吐納、針灸、膏摩，勿令九竅閉塞；更能無犯王法禽獸災傷，房室勿令竭乏，服食節其冷、熱、苦、酸、辛、甘，不遺形體有衰，病則無由入其腠理。腠者，是三焦通會元真之處，為血氣所注；理者，是皮膚、臟腑之紋理也。

三、問曰：病人有氣色見於面部，願聞其說。

師曰：鼻頭色青，腹中痛，苦冷者死；鼻頭色微黑者，有水氣；色黃者，胸上有寒；色白者，亡血也，設微赤非時者死；其目正圓者痙，不治。又色青為痛，色黑為勞，色赤為風，色黃者便難，色鮮明者有留飲。

四、師曰：病人語聲寂然喜驚呼者，骨節間病；語聲喑喑然不澈者，心膈間病；語聲啾啾然細而長者，頭中病（一作痛）。

五、師曰：息搖肩者，心中堅；息引胸中上

氣者，咳；息張口短氣者，肺痿唾沫。

六、師曰：吸而微數，其病在中焦，實也，當下之即癒；虛者不治。在上焦者，其吸促，在下焦者，其吸遠，此皆難治。呼吸動搖振振者，不治。

七、師曰：寸口脈動者，因其旺時而動，假令肝旺色青，四時各隨其色。肝色青而反色白。非其時色脈，皆當病。

八、問曰：有未至而至，有至而不至，有至而不去，有至而太過，何謂也？

師曰：冬至之後，甲子夜半少陽起，少陽之時，陽始生，天得溫和。以未得甲子，天因溫和，此為未至而至也；以得甲子，而天未溫和，為至而不至也；以得甲子，而天大寒不解，此為至而不去也；以得甲子，而天溫如盛夏五六月時，此為至而太過也。

九、師曰：病人脈浮者在前，其病在表；浮者在後，其病在裏，腰痛背強不能行，必短氣而極也。

十、問曰：經云「厥陽獨行」，何謂也？

師曰：此為有陽無陰，故稱厥陽。

十一、問曰：寸脈沉大而滑，沉則為實，滑

則為氣，實氣相搏，血氣入臟即死，入腑即癒，此為卒厥，何謂也？

師曰：唇口青，身冷，為入臟即死；如身和，汗自出，為入腑即癒。

十二、問曰：脈脫入臟即死，入腑即癒，何謂也？

師曰：非為一病，百病皆然。譬如浸淫瘡，從口起流向四肢者可治，從四肢流來入口者不可治；病在外者可治，入裏者即死。

十三、問曰：陽病十八，何謂也？

師曰：頭痛，項、腰、脊、臂、腳掣痛。

陰病十八，何謂也？

師曰：咳、上氣、喘、噦、咽、腸鳴、脹滿、心痛、拘急。五臟病各有十八，合為九十病，人又有六微，微有十八病，合為一百八病，五勞七傷六極，婦人三十六病，不在其中。

清邪居上，濁邪居下，大邪中表，小邪中裏，槃（ㄍㄨˇ，同「穀」）飪（指熟食）之邪，從口入者，宿食也。五邪中人，各有法度，風中於前，寒中於暮，濕傷於下，霧傷於上，風令脈浮，寒令脈急，霧傷皮腠，濕流關節，食傷脾胃，極寒傷經，極熱傷絡。

十四、問曰：病有急當救裏救表者，何謂也？

師曰：病，醫下之，續得下利清穀不止，身體疼痛者，急當救裏；後身體疼痛，清便自調者，急當救表也。

十五、夫病痼疾加以卒病，當先治其卒病，後乃治其痼疾也。

十六、師曰：五臟病各有所得者癒，五臟病各有所惡，各隨其所不喜者為病。病者素不應食，而反暴思之，必發熱也。

十七、夫諸病在臟，欲攻之，當隨其所得而攻之，如渴者。與豬苓湯，餘皆仿此。

痙濕暍病脈證治第二

一、太陽病，發熱無汗，反惡寒者，名曰剛痙。

二、太陽病，發熱汗出，而不惡寒，名曰柔痙。

三、太陽病，發熱，脈沉而細者，名曰痙，為難治。

四、太陽病，發汗大多，因致痙。

五、夫風病下之則痙，復發汗，必拘急。

六、瘡家雖身疼痛，不可發汗，汗出則痙。

七、病者身熱足寒，頸項強急，惡寒，時頭熱，面赤目赤，獨頭動搖，卒口噤，背反張者，痙病也。若發其汗者，寒濕相得，其表益虛，即惡寒甚。發其汗已，其脈如蛇。(一云其脈，浛。)

八、暴腹脹大者，為欲解。脈如故，反伏弦者痙。

九、夫痙脈，按之緊如弦，直上下行。（一

作桀桀而弦。《脈經》云：痙家其脈伏堅，直上下。）

十、痙病有灸瘡，難治。

十一、太陽病，其證備，身體強，几几然，脈反沉遲，此為痙，栝樓桂枝湯主之。

栝樓桂枝湯方

栝樓根二兩　桂枝三兩（去皮）　芍藥三兩　甘草二兩（炙）　生薑三兩（切）　大棗十二枚（擘）

上六味，以水九升，煮取三升，分溫三服，微取汗。汗不出，食頃，啜熱粥發之。

十二、太陽病，無汗而小便反少，氣上衝胸，口噤不得語，欲作剛痙，葛根湯主之。

葛根湯方

葛根四兩　麻黃三兩（去節）　桂枝二兩（去皮）　芍藥二兩　甘草二兩（炙）　生薑三兩（切）　大棗十二枚（擘）

上七味，㕮咀，以水一斗（一作「七升」），先煮麻黃、葛根，減二升，去沫，納諸藥，煮取三升，去滓，溫服一升，覆取微似汗，不須啜粥，餘如桂枝湯法將息及禁忌。

十三、痙為病，胸滿口噤，臥不著席，腳攣，急，必齘齒，可與大承氣湯。

大承氣湯方

大黃四兩（酒洗）　厚朴半斤（炙去皮）　枳實五枚（炙）　芒硝三合

上四味，以水一斗，先煮枳朴，取五升，去滓，納大黃，煮取二升，去滓，納芒硝，更上微火一二沸，分溫再服，得下止服。

十四、太陽病，關節疼痛而煩，脈沉細（一作緩）者，此名濕痹。濕痹之候，小便不利，大便反快，但當利其小便。

十五、濕家之為病，一身盡疼，發熱，身色如薰黃也。

十六、濕家，其人但頭汗出，背強，欲得被覆向火。若下之早則噦，或胸滿，小便不利，舌上如苔者，以丹田有熱，胸上有寒，渴欲得飲而不能飲，則口燥煩也。

十七、濕家下之，額上汗出，微喘，小便利者，死；若下利不止者，亦死。

十八、風濕相搏，一身盡疼痛，法當汗出而

解，值天陰雨不止，醫云此可發汗，汗之病不癒者何也？蓋發其汗，汗大出者，但風氣去，濕氣在，是故不癒也。若治風濕者，發其汗，但微微似欲汗出者，風濕俱去也。

十九、濕家病身疼發熱，面黃而喘，頭痛鼻塞而煩，其脈大，自能飲食，腹中和無病，病在頭中寒濕，故鼻塞，內藥鼻中則癒。

二十、濕家身煩疼，可與麻黃加朮湯發其汗為宜，慎不可以火攻之。

麻黃加朮湯方

麻黃三兩（去節）　桂枝二兩（去皮）　甘草一兩（炙）　杏仁七十個（去皮尖）　白朮四兩

上五味，以水九升，先煮麻黃，減二升，去上沫，納諸藥，煮取二升半，去滓，溫服八合，覆取微似汗。

二十一、病者一身盡疼，發熱，日晡所劇者，名風濕。此病傷於汗出當風，或久傷取冷所致也，可與麻黃杏仁薏苡甘草湯。

麻黃杏仁薏苡甘草湯方

麻黃（去節）半兩（湯泡）　甘草一兩

（炙）　薏苡仁半兩　杏仁十個（去皮尖，炒）

上剉麻豆大，每服四錢匕，水盞半，煮八分，去滓，溫服。有微汗，避風。

二十二、風濕脈浮身重，汗出惡風者，防己黃耆湯主之。

防己黃耆湯方

防己一兩　甘草半兩（炒）　白朮七錢半　黃耆一兩一分（去蘆）

上剉麻豆大，每抄五錢匕，生薑四片，大棗一枚，水盞半，煎八分，去滓，溫服，良久再服。喘者加麻黃半兩，胃中不和者加芍藥三分，氣上衝者加桂枝三分，下有陳寒者加細辛三分。服後當如蟲行皮中，從腰下如冰，後坐被上，又以一被繞腰以下，溫令微汗，瘥。

二十三、傷寒八九日，風濕相搏，身體疼煩，不能自轉側，不嘔不渴，脈浮虛而澀者，桂枝附子湯主之；若大便堅，小便自利者，去桂加白朮湯主之。

桂枝附子湯方

桂枝四兩（去皮）　生薑三兩（切）　附子

三枚（炮，去皮，破八片）　甘草二兩（炙）
大棗十二枚（擘）

上五味，以水六升，煮取二升，去滓，分溫三服。

白朮附子湯方

白朮二兩　附子一枚半（炮，去皮）　甘草一兩（炙）　生薑一兩半（切）　大棗六枚（擘）

上五味，以水三升，煮取一升，去滓，分溫三服。一服覺身痹，半日許再服，三服都盡，其人如冒狀，勿怪，即是朮、附並走皮中，逐水氣，未得除故耳。

二十四、風濕相搏，骨節疼煩掣痛，不得屈伸，近之則痛劇，汗出短氣，小便不利，惡風不欲去衣，或身微腫者，甘草附子湯主之。

甘草附子湯方

甘草二兩（炙）　白朮二兩　附子一枚（炮，去皮）　桂枝四兩（去皮）

上四味，以水六升，煮取三升，去滓，溫服一升，日三服。初服得微汗則解，能食。汗出復煩者，服五合。恐一升多者，服六七合為妙。

二十五、太陽中暍（ㄧㄝ，中暑），發熱惡寒，身重而疼痛，其脈弦細芤遲。小便已，灑灑然毛聳，手足逆冷，小有勞，身即熱，口開，前板齒燥。若發其汗，則惡寒甚；加溫針，則發熱甚；數下之，則淋甚。

二十六、太陽中熱者，暍是也。汗出惡寒，身熱而渴，白虎加人參湯主之。

白虎加人參湯方

知母六兩　石膏一斤（碎）　甘草二兩　粳米六合　人參三兩

上五味，以水一斗，煮米熟湯成，去滓，溫服一升，日三服。

二十七、太陽中暍，身熱疼重，而脈微弱，此以夏月傷冷水，水行皮中所致也，一物瓜蒂湯主之。

一物瓜蒂湯方

瓜蒂二十個

上剉，以水一升，煮取五合，去滓，頓服。

百合狐蜮陰陽毒病脈證治第三

一、論曰：百合病者，百脈一宗，悉致其病也。意欲食復不能食，常默然，欲臥不能臥，欲行不能行，飲食或有美時，或有不用聞食臭時，如寒無寒，如熱無熱，口苦，小便赤，諸藥不能治，得藥則劇吐利，如有神識之疾，而身形如和，其脈微數。

每溺時頭痛者，六十日乃癒；若溺時頭不痛，淅然者，四十日癒；若溺快然，但頭眩者，二十日癒。

其證或未病而預見，或病四、五日而出，或病二十日或一月後見者，各隨證治之。

二、百合病發汗後者，百合知母湯主之。

百合知母湯方

百合七枚（擘）　知母三兩（切）

上先以水洗百合，漬一宿，當白沫出，去其

水，更以泉水二升，煎取一升，去滓；別以泉水二升煎知母，取一升，去滓，後合和，煎取一升五合，分溫再服。

三、百合病下之後者，滑石代赭湯主之。

滑石代赭湯方

百合七枚（擘）　滑石三兩（碎，綿裹）　代赭石如彈子大一枚（碎，綿裹）

上先以水洗百合，漬一宿，當白沫出，去其水，更以泉水二升，煎取一升，去滓；別以泉水二升煎滑石、代赭，取一升，去滓；後合和重煎，取一升五合，分溫服。

四、百合病吐之後者，用百合雞子黃湯主之。

百合雞子黃湯方

百合七枚（擘）　雞子黃一枚

上先以水洗百合，漬一宿，當白沫出，去其水，更以泉水二升，煎取一升，去滓，內雞子黃，攪勻，煎五分，溫服。

五、百合病不經吐、下、發汗，病形如初者，百合地黃湯主之。

百合地黃湯方

百合七枚（擘）　生地黃汁一升

上以水洗百合，漬一宿，當白沫出，去其水，更以泉水二升，煎取一升，去滓，納地黃汁，煎取一升五合，分溫再服。中病，勿更服。大便當如漆。

六、百合病一月不解，變成渴者，百合洗方主之。

百合洗方

上以百合一升，以水一斗，漬之一宿，以洗身。洗已，食煮餅，勿以鹽豉也。

七、百合病渴不瘥者，栝樓牡蠣散主之。

栝樓牡蠣散方

栝樓根　牡蠣（熬）等份

上為細末，飲服方寸匕，日三服。

八、百合病變發熱者，百合滑石散主之。

百合滑石散方

百合一兩（炙）　滑石二兩（一作三兩）

上為散，飲服方寸匕，日三服。當微利者，止服，熱則除。

九、百合病見於陰者，以陽法救之；見於陽者，以陰法救之。見陽攻陰，復發其汗，此為逆；見陰攻陽，乃復下之，此亦為逆。

十、狐蜮（ㄩˋ，同蜮）之為病，狀如傷寒，默默欲眠，目不得閉，臥起不安，蝕於喉為蜮，蝕於陰為狐，不欲飲食，惡聞食臭，其面目乍赤、乍黑、乍白。蝕於上部則聲喝（一作嗄），甘草瀉心湯主之。

甘草瀉心湯方

甘草四兩（炙）　黃芩　人參　乾薑各三兩　黃連一兩　大棗十二枚（擘）　半夏半升

上七味，水一斗，煮取六升，去滓再煎，取三升，溫服一升，日三服。

十一、蝕於下部則咽乾，苦參湯洗之。

苦參湯方

苦參一升，以水一斗，煎取七升，去滓，薰洗，日三服。

十二、蝕於肛者，雄黃薰之。

雄黃薰方

雄黃

上一味為末，筒瓦二枚合之，燒向肛薰之。（《脈經》云：病人或從呼吸上蝕於咽，或從下焦蝕其肛陰，蝕上為蜮，蝕下為狐，狐蜮病者，豬苓散主之。）

十三、病者脈數，無熱，微煩，默默但欲臥，汗出，初得之三四日，目赤如鳩眼；七八日，目四眥黑。若能食者，膿已成也，赤小豆當歸散主之。

赤小豆當歸散方

赤小豆三升（浸，令芽出，曝乾）　當歸三兩

上二味，杵為散，漿水服方寸匕，日三服。

十四、陽毒之為病，面赤斑斑如錦紋，咽喉痛，唾膿血。五日可治，七日不可治，升麻鱉甲湯主之。

升麻鱉甲湯方

升麻二兩　當歸一兩　蜀椒（炒去汗）一兩

甘草二兩　鱉甲手指大一片（炙）　雄黃半兩（研）

上六味，以水四升，煮取一升，頓服之，老小再服，取汗。（《肘後》、《千金方》：陽毒用升麻湯，無鱉甲，有桂；陰毒用甘草湯，無雄黃。）

十五、陰毒之為病，面目青，身痛如被杖，咽喉痛。五日可治，七日不可治，升麻鱉甲湯去雄黃、蜀椒主之。

瘧病脈證並治第四

一、師曰：瘧脈自弦，弦數者多熱，弦遲者多寒。弦小緊者下之瘥，弦遲者可溫之，弦緊者可發汗針灸也，浮大者可吐之，弦數者風發也，以飲食消息止之。

二、病瘧以月一日發，當以十五日癒，設不瘥，當月盡解；如其不瘥，當云可？

師曰：此結為癥瘕，名曰瘧母，急治之，宜鱉甲煎丸。

鱉甲煎丸方

鱉甲十二分（炙） 烏扇三分（燒） 黃芩三分 柴胡六分 鼠婦三分（熬） 乾薑三分 大黃三分 芍藥五分 桂枝三分 葶藶一分（熬） 石韋三分（去毛） 厚朴三分 牡丹五分（去心） 瞿麥二分 紫葳三分 半夏一分 人參一分 䗪蟲五分（熬） 阿膠三分（炙）

蜂窩四分（炙）　赤硝十二分　蜣螂六分（熬）　桃仁二分（註：䗪蟲即土鱉）

上二十三味，為末，取鍛灶下灰一斗，清酒一斛五斗，浸灰，候酒盡一半，著鱉甲於中，煮令泛爛如膠漆，絞取汁，納諸藥，煎為丸，如梧子大，空心服七丸，日三服。

三、師曰：陰氣孤絕，陽氣獨發，則熱而少氣煩冤，手足熱而欲嘔，名曰癉瘧。若但熱不寒者，邪氣內藏於心，外舍分肉之間，令人消鑠脫肉。

四、溫瘧者，其脈如平，身無寒但熱，骨節疼煩，時嘔，白虎加桂枝湯主之。

白虎加桂枝湯方

知母六兩　甘草二兩（炙）　石膏一斤　粳米二合　桂枝三兩（去皮）

上剉，每五錢，水一盞半，煎至八分，去滓，溫服，汗出癒。

五、瘧多寒者，名曰牝瘧，蜀漆散主之。

蜀漆散方

蜀漆（洗去腥）　雲母（燒二日夜）　龍骨

等份

上三味，杵為散，未發前以漿水服半錢匕。溫瘧加蜀漆半分，臨發時服一錢匕。

【《外台秘要》方】

牡蠣湯　治牝瘧。

牡蠣四兩（熬）　麻黃四兩（去節）　甘草二兩　蜀漆三兩

上四味，以水八升，先煮蜀漆、麻黃，去上沫，得六升，納諸藥，煮取二升，溫服一升。若吐，則勿更服。

柴胡去半夏加栝樓根湯

治瘧病發渴者，亦治勞瘧。

柴胡八兩　人參　黃芩　甘草各三兩　栝樓根四兩　生薑二兩　大棗十二枚

上七味，以水一斗二升，煮取六升，去滓，再煎，取三升，溫服一升，日二服。

柴胡桂薑湯

治瘧寒多微有熱，或但寒不熱。

柴胡半斤　桂枝三兩（去皮）　乾薑二兩　栝樓根四兩　黃芩三兩　牡蠣三兩（熬）　甘草二兩（炙）

上七味，以水一斗二升，煮取六升，去滓，再煎，取三升，溫服一升，日三服。初服微煩，復服汗出便癒。

中風曆節病脈證並治第五

一、夫風之為病，當半身不遂，或但臂不遂者，此為痹，脈微而數，中風使然。

二、寸口脈浮而緊，緊則為寒，浮則為虛；寒虛相搏，邪在皮膚；浮者血虛，絡脈空虛；賊邪不泄，或左或右；邪氣反緩，正氣即急，正氣引邪，喎僻不遂。

邪在於絡，肌膚不仁；邪在於經，即重不勝；邪入於腑，即不識人；邪入於臟，舌即難言，口吐涎。

侯氏黑散

治大風四肢煩重，心中惡寒不足者。

菊花四十分　白朮十分　細辛三分　茯苓三分　牡蠣三分　桔梗八分　防風十分　人參三分　礬石三分　黃芩五分（一本作三分）　當歸三分　乾薑三分　芎藭三分　桂枝三分

上十四味，杵為散，酒服方寸匕，日一服，

初服二十日，溫酒調服，禁一切魚肉大蒜，常宜冷食，六十日止，即藥積在腹中不下也。熱食即下矣，冷食自能助藥力。

三、寸口脈遲而緩，遲則為寒，緩則為虛；營緩則為亡血，衛緩則為中風。邪氣中經，則身癢而癮疹；心氣不足，邪氣入中，則胸滿而短氣。（治大人風引，少小驚癇瘛瘲，日數十發，醫所不療，除熱方。）

風引湯　除熱癱癇。

大黃　乾薑　龍骨各四兩　桂枝三兩　甘草　牡蠣各二兩　寒水石　滑石　赤石脂　白石脂　紫石英　石膏各六兩

上十二味，杵，粗篩，以韋囊（革囊）盛之，取三指撮，井花水三升，煮三沸，溫服一升。（治大人風引，少小驚癇瘈瘲，日數十發，醫所不療，除熱方。）

防己地黃湯

治病如狂狀，妄行，獨語不休，無寒熱，其脈浮。

防己一分　桂枝三分　防風三分　甘草一分

上四味，以酒一杯，浸之一宿，絞取汁；生地黃二斤，㕮咀，蒸之如斗米飯久，以銅器盛其汁；再絞地黃汁，和，分再服。

頭風摩散方

大附子一枚（炮）　鹽等份

上二味為散，沐了，以方寸匕，以摩疢（ㄔㄣˋ，熱病）上，令藥力行。

四、寸口脈沉而弱，沉即主骨，弱即主筋，沉即為腎，弱即為肝。汗出入水中，如水傷心，曆節黃汗出，故曰曆節。

五、趺陽脈浮而滑，滑則穀氣實，浮則汗自出。

六、少陰脈浮而弱，弱則血不足，浮則為風，風血相搏，即疼痛如掣。

七、盛人脈澀小，短氣，自汗出，曆節痛不可屈伸，此皆飲酒汗出當風所致。

八、諸肢節疼痛，身體尪瘦，腳腫如脫，頭眩短氣，溫溫欲吐，桂枝芍藥知母湯主之。

桂枝芍藥知母湯方

桂枝四兩　芍藥三兩　甘草二兩　麻黃二兩

生薑五兩　白朮五兩　知母四兩　防風四兩　附子二枚（炮）

上九味，以水七升，煮取二升，溫服七合，日三服。

九、味酸則傷筋，筋傷則緩，名曰泄。鹹則傷骨，骨傷則痿，名曰枯。枯泄相搏，名曰斷泄。營氣不通，衛不獨行，營衛俱微，三焦無所御，四屬斷絕，身體羸瘦，獨足腫大，黃汗出，脛冷。假令發熱，便為曆節也。

十、病曆節不可屈伸，疼痛，烏頭湯主之。

烏頭湯方　治腳氣疼痛，不可屈伸。

麻黃　芍藥　黃耆各三兩　甘草三兩（炙）川烏五枚（㕮咀，以蜜二升，煎取一升，即出烏頭）

上五味，㕮咀四味，以水三升，煮取一升，去滓，納蜜煎中更煎之，服七合。

不知，盡服之。

礬石湯　治腳氣衝心。

礬石二兩

上一味，以漿水一斗五升，煎三五沸，浸腳良。

《古今錄驗》續命湯

治中風痱，身體不能自收持，口不能言，冒昧不知痛處，或拘急不得轉側。

麻黃　桂枝　當歸　人參　石膏　乾薑　甘草各三兩　芎藭一兩五錢　杏仁四十枚

上九味，以水一斗，煮取四升，溫服一升，當小汗，薄覆脊，憑几坐，汗出則癒，不汗更服。

無所禁，勿當風。並治但伏不得臥，咳逆上氣，面目浮腫。

《千金》三黃湯

治中風手足拘急，百節疼痛，煩熱心亂，惡寒，經日不欲飲食。

麻黃五分　獨活四分　細辛二分　黃耆二分　黃芩三分

上五味，以水六升，煮取二升，分溫三服，一服小汗，二服大汗。

心熱加大黃二分，腹滿加枳實一枚，氣逆加人參三分，悸加牡蠣三分，渴加栝樓根三分，先有寒加附子一枚。

《近效》朮附湯

治風虛頭重眩，苦極，不知食味，暖肌補中，益精氣。

白朮二兩　附子一枚半（炮，去皮）　甘草一兩（炙）

上三味，剉，每五錢匕，薑五片，棗一枚，水盞半，煎七成，去滓，溫服。

崔氏八味丸　治腳氣上入少腹不仁。

乾地黃八兩　山茱萸　薯蕷各四兩　澤瀉　茯苓　牡丹皮各三兩　桂枝　附子（炮）各一兩

上八味，末之，煉蜜和丸，梧子大。酒下十五丸，日再服。

《千金》越婢加朮湯

治肉極，熱則身體津脫，腠理開，汗大泄，厲風氣，下焦腳弱。

麻黃六兩　石膏半斤　生薑三兩　甘草二兩　白朮四兩　大棗十五枚

上六味，以水六升，先煮麻黃，去上沫，納諸藥，煮取三升，分溫三服。惡風加附子一枚（炮）。

血痹虛勞病脈證並治第六

一、問曰：血痹病從何得之？

師曰：夫尊榮人骨弱肌膚盛，重因疲勞汗出，臥不時動搖，加被微風，遂得之。但以脈自微澀，在寸口、關上小緊，宜針引陽氣，令脈和緊去則癒。

二、血痹陰陽俱微，寸口關上微，尺中小緊，外證身體不仁，如風痹狀，黃耆桂枝五物湯主之。

黃耆桂枝五物湯方

黃耆三兩　芍藥三兩　桂枝三兩　生薑六兩　大棗十二枚

上五味，以水六升，煮取二升，溫服七合，日三服，一方有人參。

三、夫男子平人，脈大為勞，極虛亦為勞。

四、男子面色薄者，主渴及亡血，卒喘悸，

脈浮者，裏虛也。

五、男子脈虛沉弦，無寒熱，短氣裏急，小便不利，面色白，時目瞑，兼衄，少腹滿，此為勞使之然。

六、勞之為病，其脈浮大，手足煩，春夏劇，秋冬瘥，陰寒精自出，酸削不能行。

七、男子脈浮弱而澀，為無子，精氣清冷。

八、夫失精家少腹弦急，陰頭寒，目眩（一作目眶痛），髮落，脈極虛芤遲，為清穀，亡血，失精。脈得諸芤動微緊，男子失精，女子夢交，桂枝龍骨牡蠣湯主之。

桂枝龍骨牡蠣湯方

（《小品》云：虛弱浮熱汗出者，除桂，加白薇、附子各三分，故曰二加龍骨湯。）

桂枝　芍藥　生薑各三兩　甘草二兩　大棗十二枚　龍骨　牡蠣各三兩

上七味，以水七升，煮取三升，分溫三服。

天雄散方

天雄三兩（炮）　白朮八兩　桂枝六兩　龍骨三兩

上四味，杵為散，酒服半錢匕，日三服，不知，稍增之。

九、男子平人，脈虛弱細微者，喜盜汗也。

十、人年五六十，其病脈大者，痹夾背行，若腸鳴，馬刀夾癭者，皆為勞得之。

十一、脈沉小遲，名脫氣，其人疾行則喘喝，手足逆寒，腹滿，甚則溏泄，食不消化也。

十二、脈弦而大，弦則為減，大則為芤，減則為寒，芤則為虛，虛寒相搏，此名為革，婦人則半產漏下，男子則亡血失精。

十三、虛勞裏急，悸，衄，腹中痛，夢失精，四肢酸疼，手足煩熱，咽乾口燥，小建中湯主之。

小建中湯方

桂枝三兩（去皮）　甘草三兩（炙）　大棗十二枚　芍藥六兩　生薑三兩　膠飴一升

上六味，以水七升，煮取三升，去滓，納膠飴，更上微火消解，溫服一升，日三服。（嘔家不可用建中湯，以甜故也。）

十四、虛勞裏急，諸不足，黃耆建中湯主之。

黃耆建中湯方

於小建中湯內加黃耆一兩半，餘依上法。（氣短胸滿者加生薑；腹滿者去棗；加茯苓一兩半；及療肺虛損不足，補氣加半夏三兩。）

十五、虛勞腰痛，少腹拘急，小便不利者，八味腎氣丸主之。

腎氣丸方

乾地黃八兩　山藥　山茱萸各四兩　澤瀉　牡丹皮　茯苓各三兩　桂枝　附子（炮）各一兩

上八味末之，煉蜜和丸梧桐子大，酒下十五丸，加至二十丸，日再服。

十六、虛勞諸不足，風氣百疾，薯蕷丸主之。

薯蕷丸方

薯蕷三十分　當歸　桂枝　麴　乾地黃　豆黃卷各十分　甘草二十八分　人參七分　芎藭　芍藥　白朮　麥門冬　杏仁各六分　柴胡　桔梗　茯苓各五分　阿膠七分　乾薑三分　白蘞二分　防風六分　大棗百枚為膏

上二十一味，末之，煉蜜和丸，如彈子大，空腹酒服一丸，一百丸為劑。

十七、虛勞虛煩不得眠，酸棗仁湯主之。

酸棗仁湯方

酸棗仁二升　甘草一兩　知母二兩　茯苓二兩　芎藭二兩（深師有生薑二兩。）

上五味，以水八升，煮酸棗仁，得六升，納諸藥，煮取三升，分溫三服。

十八、五勞虛極羸瘦，腹滿不能飲食，食傷、憂傷、飲傷、房室傷、饑傷、勞傷、經絡營衛氣傷，內有乾血，肌膚甲錯，兩目黯黑。緩中補虛，大黃䗪蟲丸主之。

大黃䗪蟲丸方

大黃十分（蒸）　黃芩二兩　甘草三兩　桃仁一升　杏仁一升　芍藥四兩　乾地黃十兩　乾漆一兩　虻蟲一升　水蛭百枚　蠐螬一升　䗪蟲半升

上十二味，末之，煉蜜和丸小豆大，酒飲服五丸，日三服。

【附方】

《千金翼》炙甘草湯（一云復脈湯）

治虛勞不足，汗出而悶，脈結悸，行動如常，不出百日，危急者十一日死。

甘草四兩（炙）　桂枝　生薑各三兩　麥門冬半升　麻仁半升　人參　阿膠各二兩　大棗三十枚　生地黃一升

上九味，以酒七升，水八升，先煮八味，取三升，去滓，納膠消盡，溫服一升，日三服。

《肘後》獺肝散

治冷勞，又主瘵疰一門相染。

獺肝一具

炙乾，末之，水服方寸匕，日三服。

肺痿肺癰咳嗽上氣病脈證治第七

一、問曰：熱在上焦者，因咳為肺痿。肺痿之病，從何得之？

師曰：或從汗出，或從嘔吐，或從消渴，小便利數，或從便難，又被快藥下利，重亡津液，故得之。

曰：寸口脈數，其人咳，口中反有濁唾涎沫者何？

師曰：為肺痿之病。若口中辟辟燥，咳即胸中隱隱痛，脈反滑數，此為肺癰，咳唾膿血。

脈數虛者為肺痿，數實者為肺癰。

二、問曰：病咳逆，脈之何以知此為肺癰？當有膿血，吐之則死，其脈何類？

師曰：寸口脈微而數，微則為風，數則為熱；微則汗出，數則惡寒。風中於衛，呼氣不入；熱過於營，吸而不出。風傷皮毛，熱傷血脈。風舍於肺，其人則咳，口乾喘滿，咽燥不渴，多唾濁沫，時時振寒。熱之所過，血為之凝滯，蓄結癰膿，吐如米粥。始萌可救，膿成則死。

三、上氣面浮腫，肩息，其脈浮大，不治，又加利尤甚。

四、上氣喘而躁者，屬肺脹，欲作風水，發汗則癒。

五、肺痿吐涎沫而不咳者，其人不渴，必遺尿，小便數，所以然者，以上虛不能制下故也。此為肺中冷，必眩，多涎唾，甘草乾薑湯以溫之。若服湯已渴者，屬消渴。

甘草乾薑湯方

甘草四兩（炙）　乾薑二兩（炮）

上㕮咀，以水三升，煮取一升五合，去滓，分溫再服。

六、咳而上氣，喉中水雞聲，射干麻黃湯主之。

射干麻黃湯方

射干十三枚　麻黃四兩　生薑四兩　細辛　紫菀　款冬花各三兩　五味子半升　大棗七枚

半夏（大者洗）八枚

上九味以水一斗二升，先煮麻黃兩沸，去上沫，納諸藥，煮取三升，分溫三服。

七、咳逆上氣，時時吐濁，但坐不得眠，皂莢丸主之。

皂莢丸方

皂莢八兩（刮去皮，用酥炙）

上一味，末之，蜜丸如梧子大，以棗膏和湯服三丸，日三夜一服。

八、咳而脈浮者，厚朴麻黃湯主之。

厚朴麻黃湯方

厚朴五兩　麻黃四兩　石膏如雞子大　杏仁半升　半夏半升　乾薑二兩　細辛二兩　小麥一升　五味子半升

上九味，以水一斗二升，先煮小麥熟，去滓，納諸藥，煮取三升，溫服一升，日三服。

九、脈沉者，澤漆湯主之。

澤漆湯方

半夏半升　紫參五兩　澤漆三斤（以東流水

五斗，煮取一斗五升）　生薑五兩　白前五兩　甘草　黃芩　人參　桂枝各三兩

上九味，㕮咀，納澤漆汁中，煮取五升，溫服五合，至夜盡。

十、火逆上氣，咽喉不利，止逆下氣，麥門冬湯主之。

麥門冬湯方

麥門冬七升　半夏一升　人參三兩　甘草二兩　粳米三合　大棗十二枚

上六味，以水一斗二升，煮取六升，溫服一升，日三夜一服。

十一、肺癰，喘不得臥，葶藶大棗瀉肺湯主之。

葶藶大棗瀉肺湯方

葶藶（熬令黃色，搗丸如彈子大）　大棗十二枚

上先以水三升，煮棗取二升，去棗，納葶藶，煮取一升，頓服。

十二、咳而胸滿，振寒脈數，咽乾不渴，時出濁唾腥臭，久久吐膿如米粥者，為肺癰，桔梗

湯主之。

桔梗湯方　亦治血痺。

桔梗一兩　甘草二兩

上二味，以水三升，煮取一升，分溫再服，則吐膿血也。

十三、咳而上氣，此為肺脹，其人喘，目如脫狀，脈浮大者，越婢加半夏湯主之。

越婢加半夏湯方

麻黃六兩　石膏半斤　生薑三兩　大棗十五枚　甘草二兩　半夏半升

上六味，以水六升，先煮麻黃，去上沫，納諸藥，煮取三升，分溫三服。

十四、肺脹，咳而上氣，煩躁而喘，脈浮者，心下有水，小青龍加石膏湯主之。

小青龍加石膏湯方

麻黃　芍藥　桂枝　細辛　甘草　乾薑各三兩　五味子　半夏各半升　石膏二兩

上九味，以水一斗，先煮麻黃，去上沫，納諸藥，煮取三升。強人服一升，羸者減之，日三服。小兒服四合。

【附方】

《外臺》炙甘草湯

治肺痿涎唾多，心中溫溫液液者（方見虛勞中）。

《千金》甘草湯

甘草（《千金》卷十六下有「二兩」）

上一味，以水三升，煮減半，分溫三服。

《千金》生薑甘草湯

治肺痿咳唾涎沫不止，咽燥而渴。

生薑五兩　人參三兩　甘草四兩　大棗十五枚

上四味，以水七升，煮取三升，分溫三服。

《千金》桂枝去芍藥加皂莢湯

治肺痿吐涎沫。

桂枝　生薑各三兩　甘草二兩　大棗十枚　皂莢一枚（去皮子，炙焦）

上五味，以水七升，微微火煮，取三升，分溫三服。

《外臺》桔梗白散

治咳而胸滿，振寒脈數，咽乾不渴，時出濁唾腥臭，久久吐膿如米粥者，為肺癰。

桔梗　貝母各三分　巴豆一分（去皮，熬，研如脂）

上三味，為散，強人飲服半錢匕，羸者減之。病在膈上者吐膿，在膈下者瀉出，若下多不止，飲冷水一杯則定。

《千金》葦莖湯

治咳有微熱，煩滿，胸中甲錯，是為肺癰。

葦莖二升　薏苡仁半升　桃仁五十枚　瓜瓣半升

上四味，以水一斗，先煮葦莖，得五升，去滓，納諸藥，煮取二升，服一升，再服，當吐如膿。

十五、肺癰胸滿脹，一身面目浮腫，鼻塞清涕出，不聞香臭酸辛，咳逆上氣，喘鳴迫塞，葶藶大棗瀉肺湯主之。

奔豚氣病脈證治第八

一、師曰：病有奔豚，有吐膿，有驚怖，有火邪，此四部病，皆從驚發得之。

師曰：奔豚病，從少腹起，上衝咽喉，發作欲死，復還止，皆從驚恐得之。

二、奔豚氣上衝胸，腹痛，往來寒熱，奔豚湯主之。

奔豚湯方

甘草　芎藭　當歸各二兩　半夏四兩　黃芩二兩　生葛五兩　芍藥二兩　生薑四兩　甘李根白皮一升

上九味，以水二斗，煮取五升，溫服一升，日三服，夜一服。

三、發汗後，燒針令其汗，針處被寒，核起而赤者，必發奔豚，氣從小腹上至心，灸其核上各一壯，與桂枝加桂湯主之。

桂枝加桂湯方

桂枝五兩　芍藥三兩　甘草二兩（炙）　生薑三兩　大棗十二枚

上五味，以水七升，微火煮取三升，去滓，溫服一升。

四、發汗後，臍下悸者，欲作奔豚，茯苓桂枝甘草大棗湯主之。

茯苓桂枝甘草大棗湯方

茯苓半斤　甘草二兩（炙）　大棗十五枚　桂枝四兩

上四味，以甘瀾水一斗，先煮茯苓，減二升，納諸藥，煮取三升，去滓，溫服一升，日三服（甘瀾水法：取水二斗，置大盆內，以杓揚之，水上有珠子五、六千顆相逐，取用之）。

胸痹心痛短氣病脈證治第九

一、師曰：夫脈當取太過不及，陽微陰弦，即胸痹而痛，所以然者，責其極虛也。今陽虛知在上焦，所以胸痹、心痛者，以其陰弦故也。

二、平人無寒熱，短氣不足以息者，實也。

三、胸痹之病，喘息咳唾，胸背痛，短氣，寸口脈沉而遲，關上小緊數，栝樓薤白白酒湯主之。

栝樓薤白白酒湯方

栝樓實一枚（搗）　薤白半升　白酒七升

上三味，同煮，取二升，分溫再服。

四、胸痹不得臥，心痛徹背者，栝樓薤白半夏湯主之。

栝樓薤白半夏湯方

栝樓實一枚（搗）　薤白三兩　半夏半升

白酒一斗

上四味，同煮，取四升，溫服一升，日三服。

五、胸痹心中痞氣，氣結在胸，胸滿，脅下逆搶心，枳實薤白桂枝湯主之；人參湯亦主之。

枳實薤白桂枝湯方

枳實四枚　厚朴四兩　薤白半升　桂枝一兩　栝樓實一枚（搗）

上五味，以水五升，先煮枳實、厚朴，取二升，去滓，納諸藥，煮數沸，分溫三服。

人參湯方

人參　甘草　乾薑　白朮各三兩

上四味，以水八升，煮取三升，溫服一升，日三服。

六、胸痹，胸中氣塞，短氣，茯苓杏仁甘草湯主之；橘枳薑湯亦主之。

茯苓杏仁甘草湯方

茯苓三兩　杏仁五十個　甘草一兩

上三味，以水一斗，煮取五升，溫服一升，

日三服。不瘥，更服。

橘枳薑湯方

橘皮一斤　枳實三兩　生薑半斤

上三味，以水五升，煮取二升，分溫再服。

（《肘後》《千金》云：治胸痺，胸中愊愊如滿，噎塞習習如癢，喉中澀味，唾沫。）

七、胸痹緩急者，薏苡附子散主之。

薏苡附子散方

薏苡仁十五兩　大附子十枚（炮）

上二味，杵為散，服方寸匕，日三服。

八、心中痞，諸逆，心懸痛，桂枝生薑枳實湯主之。

桂枝生薑枳實湯方

桂枝　生薑各三兩　枳實五枚

上三味，以水六升，煮取三升，分溫三服。

九、心痛徹背，背痛徹心，烏頭赤石脂丸主之。

烏頭赤石脂丸方

蜀椒一兩（一法二分）　烏頭一分（炮）　附子半兩（炮）　乾薑一兩　赤石脂一兩

上五味，末之，蜜丸如桐子大，先食服一丸，日三服。不知，稍加服。

【附方】

九痛丸　治九種心痛。

附子三兩（炮）　生狼牙一兩（炙香）　巴豆一兩（去皮心，熬，研如脂）　人參　乾薑　吳茱萸各一兩

上六味，末之，煉蜜丸如桐子大，酒下。強人初服三丸，日三服；弱者二丸。兼治卒中惡，腹脹痛，口不能言；又治連年積冷，流注心胸痛，並冷衝上氣，落馬墜車血疾等，皆主之。忌口如常法。

腹滿寒疝宿食病脈證治第十

一、趺陽脈微弦，法當腹滿，不滿者必便難，兩脅疼痛，此虛寒從下上也，當以溫藥服之。

二、病者腹滿，按之不痛為虛，痛者為實，可下之。舌黃未下者，下之黃自去。

三、腹滿時減，復如故，此為寒，當與溫藥。病者痿黃，躁而不渴，胸中寒實，而利不止者死。

四、寸口脈弦者，即脅下拘急而痛，其人嗇嗇惡寒也。

五、夫中寒家，喜欠。其人清涕出，發熱色和者，善嚏。

六、中寒其人下利，以裏虛也，欲嚏不能，此人肚中寒。（一云痛。）

七、夫瘦人繞臍痛，必有風冷，穀氣不行。而反下之，其氣必衝，不衝者，心下則痞也。

八、病腹滿，發熱十日，脈浮而數，飲食如

故，厚朴七物湯主之。

厚朴七物湯方

厚朴半斤　甘草　大黃各三兩　大棗十枚　枳實五枚　桂枝二兩　生薑五兩

上七味，以水一斗，煮取四升，溫服八合，日三服。嘔者加半夏五合，下利去大黃，寒多者加生薑至半斤。

九、腹中寒氣，雷鳴切痛，胸脅逆滿，嘔吐，附子粳米湯主之。

附子粳米湯方

附子一枚（炮）　半夏　粳米各半升　甘草一兩　大棗十枚

上五味，以水八升，煮米熟湯成，去滓，溫服一升，日三服。

十、痛而閉者，厚朴三物湯主之。

厚朴三物湯方

厚朴八兩　大黃四兩　枳實五枚

上三味，以水一斗二升，先煮二味，取五升，納大黃，煮取三升，溫服一升。以利為度。

十一、按之心下滿痛者，此為實也，當下之，宜大柴胡湯。

大柴胡湯方

柴胡半斤　黃芩三兩　芍藥三兩　半夏半升（洗）　枳實四枚（炙）　大黃四兩　大棗十二枚　生薑五兩

上八味，以水一斗二升，煮取六升，去滓，再煎，溫服一升，日三服。

十二、腹滿不減，減不足言，當須下之，宜大承氣湯。

大承氣湯方　見前痙病中。

十三、心胸中大寒痛，嘔不能飲食，腹中寒，上衝皮起，出見有頭足，上下痛而不可觸近，大建中湯主之。

大建中湯方

蜀椒二合（炒去汗）　乾薑四兩　人參二兩

上三味，以水四升，煮取二升，去滓，納膠飴一升，微火煎取一升半，分溫再服；如一炊頃，可飲粥二升，後更服。當一日食糜，溫覆之。

十四、脅下偏痛，發熱，其脈緊弦，此寒也，以溫藥下之，宜大黃附子湯。

大黃附子湯方

大黃三兩　附子三枚（炮）　細辛二兩

上三味，以水五升，煮取二升；分溫三服；若強人煮取二升半，分溫三服。服後如人行四、五里，進一服。

十五、寒氣厥逆，赤丸主之。

赤丸方

茯苓四兩　半夏四兩（洗）　烏頭二兩（炮）　細辛一兩（《千金》作人參）

上四味，末之，內真朱為色，煉蜜丸如麻子大，先食酒飲下三丸，日再夜一服；不知，稍增之，以知為度。

十六、腹痛，脈弦而緊，弦則衛氣不行，即惡寒，緊則不欲食，邪正相搏，即為寒疝。

寒疝繞臍痛，若發則白汗出，手足厥冷，其脈沉緊者，大烏頭煎主之。

大烏頭煎方

烏頭大者五枚（熬，去皮，不㕮咀）

上以水三升，煮取一升，去滓，納蜜二升，煎令水氣盡，取二升，強人服七合，弱人服五合。不瘥，明日更服，不可一日再服。

十七、寒疝腹中痛及脅痛裏急者，當歸生薑羊肉湯主之。

當歸生薑羊肉湯方

當歸三兩　生薑五兩　羊肉一斤

上三味，以水八升，煮取三升，溫服七合，日三服。若寒多者加生薑成一斤；痛多而嘔者加橘皮二兩、白朮一兩。加生薑者亦加水五升，煮取三升二合，服之。

十八、寒疝腹中痛，逆冷，手足不仁，若身疼痛，灸刺諸藥不能治，抵當烏頭桂枝湯主之。

烏頭桂枝湯方

烏頭五枚

上一味，以蜜二斤，煎減半，去滓，以桂枝湯五合解之，令得一升後，初服二合；不知，即服三合；又不知，復加至五合。其知者，如醉狀，得吐者為中病。

桂枝湯方

桂枝三兩（去皮）　芍藥三兩　甘草二兩（炙）　生薑三兩　大棗十二枚

上五味，剉，以水七升，微火煮取三升，去滓。

十九、其脈數而緊，乃弦，狀如弓弦，按之不移。脈數弦者，當下其寒；脈緊大而遲者，必心下堅；脈大而緊者，陽中有陰，可下之。

【附方】

《外臺》烏頭湯

治寒疝腹中絞痛，賊風入攻五臟，拘急不得轉側，發作有時，使人陰縮，手足厥逆。（方見上）

《外臺》柴胡桂枝湯方

治心腹卒中痛者。

柴胡四兩　黃芩　人參　芍藥　桂枝　生薑各一兩半　甘草一兩　半夏二合半　大棗六枚

上九味，以水六升，煮取三升，溫服一升，日三服。

《外臺》走馬湯

治中噁心痛腹脹，大便不通。

巴豆一枚（去皮心，熬）　杏仁二枚

上二味，以綿纏，捶令碎，熱湯二合，捻取白汁飲之，當下。老小量之，通治飛屍鬼擊病。

二十、問曰：人病有宿食，何以別之？

師曰：寸口脈浮而大，按之反澀，尺中亦微而澀，故知有宿食，大承氣湯主之。

二十一、脈數而滑者，實也，此有宿食，下之癒，宜大承氣湯。

二十二、下利不欲食者，有宿食也，當下之，宜大承氣湯。

二十三、宿食在上脘，當吐之，宜瓜蒂散。

瓜蒂散方

瓜蒂一分（熬黃）　赤小豆一分（煮）

上二味，杵為散，以香豉七合煮取汁，和散一錢匕，溫服之。不吐者，少加之，以快吐為度而止。亡血及虛者，不可與之。

二十四、脈緊如轉索無常者，有宿食也。

二十五、脈緊，頭痛，風寒，腹中有宿食不化也。

五臟風寒積聚病脈證並治第十一

一、肺中風者，口燥而喘，身運而重，冒而腫脹。

二、肺中寒，吐濁涕。

三、肺死臟，浮之虛，按之弱如蔥葉，下無根者，死。

四、肝中風者，頭目瞤，兩脅痛，行常傴，令人嗜甘。

五、肝中寒者，兩臂不舉，舌本燥，喜太息，胸中痛，不得轉側，食則吐而汗出也。

六、肝死臟，浮之弱，按之如索不來，或曲如蛇行者，死。

七、肝著，其人常欲蹈其胸上，先未苦時，但欲飲熱，旋覆花湯主之。

旋覆花湯方

旋覆花三兩　蔥十四莖　新絳少許

上三味，以水三升，煮取一升，頓服之。

八、心中風者，翕翕發熱，不能起，心中饑，食即嘔吐。

九、心中寒者，其人苦病心如啖蒜狀，劇者心痛徹背，背痛徹心，譬如蠱注。其脈浮者，自吐乃癒。

十、心傷者，其人勞倦，即頭面赤而下重，心中痛而自煩，發熱，當臍跳，其脈弦，此為心臟傷所致也。

十一、心死臟，浮之實如丸豆，按之益躁急者，死。

十二、邪哭使魂魄不安者，血氣少也；血氣少者屬於心，心氣虛者，其人則畏，合目欲眠，夢遠行而精神離散，魂魄妄行。陰氣衰者為癲，陽氣衰者為狂。

十三、脾中風者，翕翕發熱，形如醉人，腹中煩重，皮目瞤瞤而短氣。

十四、脾死臟，浮之大堅，按之如覆盃潔潔，狀如搖者，死。

十五、趺陽脈浮而澀，浮則胃氣強，澀則小便數，浮澀相搏，大便則堅，其脾為約，麻子仁丸主之。

麻子仁丸方

麻子仁二升　芍藥半升　枳實一斤　大黃一斤（去皮）　厚朴一尺（去皮）　杏仁一升（去皮尖，熬，別作脂）

上六味，末之，煉蜜和丸梧子大，飲服十丸，日三服，漸加，以知為度。

十六、腎著之病，其人身體重，腰中冷，如坐水中，形如水狀，反不渴，小便自利，飲食如故，病屬下焦，身勞汗出，衣（一作表）裏冷濕，久久得之，腰以下冷痛，腹重如帶五千錢，甘草乾薑茯苓白朮湯主之。

甘草乾薑茯苓白朮湯方

甘草　白朮各二兩　乾薑　茯苓各四兩

上四味，以水四升，煮取三升，分溫三服，腰中即溫。

十七、腎死臟，浮之堅，按之亂如轉丸，益下入尺中者，死。

十八、問曰：三焦竭部，上焦竭善噫，何謂也？

師曰：上焦受中焦氣未和，不能消穀，故能

噫耳。下焦竭，即遺溺失便，其氣不和，不能自禁制，不須治，久則癒。

十九、師曰：熱在上焦者，因咳為肺痿；熱在中焦者，則為堅；熱在下焦者，則血尿，亦令淋秘不通。大腸有寒者，多鶩溏；有熱者，便腸垢。小腸有寒者，其人下重便血；有熱者，必痔。

二十、問曰：病有積、有聚、有槃（ㄍㄨˇ，同「穀」）氣，何謂也？

師曰：積者，臟病也，終不移；聚者，腑病也，發作有時，輾轉痛移，為可治。槃氣者，脅下痛，按之則癒，復發為槃氣。

諸積大法，脈來細而附骨者，乃積也。寸口，積在胸中；微出寸口，積在喉中；關上，積在臍旁；上關上，積在心下；微下關，積在少腹；尺中，積在氣衝。脈出左，積在左；脈出右，積在右；脈兩出，積在中央。各以其部處之。

痰飲咳嗽病脈證並治第十二

一、問曰：夫飲有四，何謂也？

師曰：有痰飲，有懸飲，有溢飲，有支飲。

二、問曰：四飲何以為異？

師曰：其人素盛今瘦，水走腸間，瀝瀝有聲，謂之痰飲。飲後水流在脅下，咳唾引痛，謂之懸飲。飲水流行，歸於四肢，當汗出而不汗出，身體疼重，謂之溢飲。咳逆倚息，短氣不得臥，其形如腫，謂之支飲。

三、水在心，心下堅築，短氣，惡水不欲飲。

四、水在肺，吐涎沫，欲飲水。

五、水在脾，少氣身重。

六、水在肝，脅下支滿，嚏而痛。

七、水在腎，心下悸。

八、夫心下有留飲，其人背寒冷如掌大。

九、留飲者，脅下痛引缺盆，咳嗽則轉甚。

十、胸中有留飲，其人短氣而渴；四肢曆節痛。脈沉者，有留飲。

十一、膈上病痰，滿喘咳吐，發則寒熱，背痛腰疼，目泣自出，其人振振身瞤劇，必有伏飲。

十二、夫病人飲水多，必暴喘滿。凡食少飲多，水停心下。甚者則悸，微者短氣。

脈雙弦者寒也，皆大下後善虛。脈偏弦者飲也。

十三、肺飲不弦，但苦喘短氣。

十四、支飲亦喘而不能臥，加短氣，其脈平也。

十五、病痰飲者，當以溫藥和之。

十六、心下有痰飲，胸脅支滿，目眩，苓桂朮甘湯主之。

茯苓桂枝白朮甘草湯方

茯苓四兩　桂枝　白朮各三兩　甘草二兩

上四味，以水六升，煮取三升，分溫三服，小便則利。

十七、夫短氣有微飲，當從小便去之，苓桂朮甘湯主之；腎氣丸亦主之。（方見腳氣中。）

十八、病者脈伏，其人欲自利，利反快，雖

利，心下續堅滿，此為留飲欲去故也，甘遂半夏湯主之。

甘遂半夏湯方

甘遂大者三枚　半夏十二枚（以水一升，煮取半升，去滓）　芍藥五枚　甘草如指大一枚（炙）

上四味，以水二升，煮取半升，去滓，以蜜半升，和藥汁煎取八合，頓服之。

十九、脈浮而細滑，傷飲。

二十、脈弦數，有寒飲，冬夏難治。

二十一、脈沉而弦者，懸飲內痛。

二十二、病懸飲者，十棗湯主之。

十棗湯方

芫花（熬）　甘遂　大戟各等份

上三味，搗篩，以水一升五合，先煮肥大棗十枚，取八合，去滓，納藥末，強人服一錢匕，羸人服半錢，平旦溫服之；不下者，明日更加半錢。得快下後，糜粥自養。

二十三、病溢飲者，當發其汗，大青龍湯主之；小青龍湯亦主之。

大青龍湯方

麻黃六兩（去節）　桂枝二兩（去皮）　甘草二兩（炙）　杏仁四十個（去皮尖）　生薑三兩（切）　大棗十二枚　石膏如雞子大（碎）

上七味，以水九升，先煮麻黃，減二升，去上沫，納諸藥，煮取三升，去滓，溫服一升，取微似汗，汗多者，溫粉粉之。

小青龍湯方

麻黃三兩（去節）　芍藥三兩　五味子半升　乾薑三兩　甘草三兩（炙）　細辛三兩　桂枝三兩（去皮）　半夏半升（洗）

上八味，以水一斗，先煮麻黃，減二升，去上沫，納諸藥，煮取三升，去滓，溫服一升。

二十四、膈間支飲，其人喘滿，心下痞堅，面色黧黑，其脈沉緊，得之數十日，醫吐下之不癒，木防己湯主之。虛者即癒，實者三日復發，復與不癒者，宜木防己湯去石膏加茯苓芒硝湯主之。

木防己湯方

木防己三兩　石膏十二枚如雞子大　桂枝二兩　人參四兩

上四味，以水六升，煮取二升，分溫再服。

木防己去石膏加茯苓芒硝湯方

大防己　桂枝各二兩　人參四兩　芒硝三合　茯苓四兩

上五味，以水六升，煮取二升，去滓，納芒硝，再微煎，分溫再服，微利則癒。

二十五、心下有支飲，其人苦冒眩，澤瀉湯主之。

澤瀉湯方

澤瀉五兩　白朮二兩

上二味，以水二升，煮取一升，分溫再服。

二十六、支飲胸滿者，厚朴大黃湯主之。

厚朴大黃湯方

厚朴一尺　大黃六兩　枳實四枚

上三味，以水五升，煮取二升，分溫再服。

二十七、支飲不得息，葶藶大棗瀉肺湯主之。（方見肺癰中。）

二十八、嘔家本渴，渴者為欲解，今反不渴，心下有支飲故也，小半夏湯主之。

小半夏湯方

半夏一升　生薑半斤

上二味，以水七升，煮取一升半，分溫再服。

二十九、腹滿，口舌乾燥，此腸間有水氣，己椒藶黃丸主之。

防己椒目葶藶大黃丸方

防己　椒目　葶藶（熬）　大黃各一兩

上四味，末之，蜜丸如梧子大，先食飲服一丸，日三服，稍增，口中有津液。渴者加芒硝半兩。

三十、卒嘔吐，心下痞，膈間有水，眩悸者，小半夏加茯苓湯主之。

小半夏加茯苓湯方

半夏一升　生薑半斤　茯苓三兩

上三味，以水七升，煮取一升五合，分溫再服。

三十一、假令瘦人臍下有悸，吐涎沫而癲眩，此水也，五苓散主之。

五苓散方

澤瀉一兩一分　豬苓三分（去皮）　茯苓三分　白朮三分　桂枝二分（去皮）

上五味，為末，白飲服方寸匕，日三服，多飲暖水，汗出癒。

【附方】

《外臺》茯苓飲

治心胸中有停痰宿水，自吐出水後，心胸間虛，氣滿，不能食，消痰氣，令能食。

茯苓　人參　白朮各三兩　枳實二兩　橘皮二兩半　生薑四兩

上六味，水六升，煮取一升八合，分溫三服，如人行八九里進之。

三十二、咳家其脈弦，為有水，十棗湯主之。

三十三、夫有支飲家，咳煩胸中痛者，不卒死，至一百日或一歲，宜十棗湯。

三十四、久咳數歲，其脈弱者可治；實大數者死；其脈虛者必苦冒。其人本有支飲在胸中故也，治屬飲家。

三十五、咳逆倚息不得臥，小青龍湯主之。

三十六、青龍湯下已，多唾口燥，寸脈沉，尺脈微，手足厥逆，氣從少腹上衝胸咽，手足痹，其面翕熱如醉狀，因復下流陰股，小便難，時復冒者，與茯苓桂枝五味子甘草湯，治其氣衝。

桂苓五味甘草湯方

茯苓四兩　桂枝四兩（去皮）　甘草三兩（炙）　五味子半升

上四味，以水八升，煮取三升，去滓，分溫三服。

三十七、衝氣即低，而反更咳、胸滿者，用桂苓五味甘草湯去桂加乾薑、細辛，以治其咳滿。

苓甘五味薑辛湯方

茯苓四兩　甘草　乾薑　細辛各三兩　五味子半升

上五味，以水八升，煮取三升，去滓，溫服半升，日三服。

三十八、咳滿即止，而更復渴，衝氣復發者，以細辛、乾薑為熱藥也。服之當遂渴，而渴反止者，為支飲也。支飲者法當冒，冒者必嘔，嘔者復內半夏以去其水。

桂苓五味甘草去桂加乾薑細辛半夏湯方

茯苓四兩　甘草　細辛　乾薑各二兩　五味子　半夏各半升

上六味，以水八升，煮取三升，去滓，溫服半升，日三服。

三十九、水去嘔止，其人形腫者，加杏仁主之。其證應內麻黃，以其人遂痹，故不內之。若逆而內之者，必厥，所以然者，以其人血虛，麻黃發其陽故也。

苓甘五味加薑辛半夏杏仁湯方

茯苓四兩　甘草三兩　五味子半升　乾薑三兩　細辛三兩　半夏半升　杏仁半升（去皮尖）

上七味，以水一斗，煮取三升，去滓，溫服半升，日三服。

四十、若面熱如醉，此為胃熱上衝薰其面，加大黃以利之。

苓甘五味加薑辛半杏大黃湯方

茯苓四兩　甘草三兩　五味子半升　乾薑三兩　細辛三兩　半夏半升　杏仁半升　大黃三兩

上八味，以水一斗，煮取三升，去滓，溫服半升，日三服。

四十一、先渴後嘔，為水停心下，此屬飲家，小半夏加茯苓湯主之。（方見上。）

消渴小便不利淋病脈證並治第十三

一、厥陰之為病，消渴，氣上衝心，心中疼熱，饑而不欲食，食即吐蚘，下之不肯止。

二、寸口脈浮而遲，浮即為虛，遲即為勞；虛則衛氣不足，勞則營氣竭。趺陽脈浮而數，浮即為氣，數即消穀而大堅；氣盛而溲數，溲數即堅，堅數相搏，即為消渴。

三、男子消渴，小便反多，以飲一斗，小便一斗，腎氣丸主之。（方見腳氣中。）

四、脈浮，小便不利，微熱消渴者，宜利小便發汗，五苓散主之。

五、渴欲飲水，水入則吐者，名曰水逆，五苓散主之。

六、渴欲飲水不止者，文蛤散主之。

文蛤散方

文蛤五兩

上一味，杵為散，以沸湯五合，和服方寸匕。

七、淋之為病，小便如粟狀，小腹弦急，痛引臍中。

八、趺陽脈數，胃中有熱，即消穀引食，大便必堅，小便即數。

九、淋家不可發汗，發汗則必便血。

十、小便不利者，有水氣，其人苦渴，栝樓瞿麥丸主之。

栝樓瞿麥丸方

栝樓根二兩　茯苓　薯蕷各三兩　附子一枚（炮）　瞿麥一兩

上五味，末之，煉蜜丸梧子大，飲服三丸，日三服；不知，增至七八丸，以小便利，腹中溫為知。

十一、小便不利，蒲灰散主之；滑石白魚散、茯苓戎鹽湯並主之。

蒲灰散方

蒲灰七分　滑石三分

上二味，杵為散，飲服方寸匕，日三服。

滑石白魚散方

滑石二分　亂髮二分（燒）　白魚二分

上三味，杵為散，飲服方寸匕，日三服。

茯苓戎鹽湯方

茯苓半斤　白朮二兩　戎鹽彈丸大一枚

上三味，先將茯苓、白朮煎成，入戎鹽再煎，分溫三服。

十二、渴欲飲水，口乾舌燥者，白虎加人參湯主之。（方見中暍中。）

十三、脈浮發熱，渴欲飲水，小便不利者，豬苓湯主之。

豬苓湯方

豬苓（去皮）　茯苓　阿膠　滑石　澤瀉各一兩

上五味，以水四升，先煮四味，取二升，去滓，納膠烊消，溫服七合，日三服。

水氣病脈證並治第十四

一、師曰：病有風水、有皮水、有正水、有石水、有黃汗。風水其脈自浮，外證骨節疼痛，惡風；皮水其脈亦浮，外證浮腫，按之沒指，不惡風，其腹如鼓，不渴，當發其汗。正水其脈沉遲，外證自喘；石水其脈自沉，外證腹滿不喘，黃汗其脈沉遲，身發熱，胸滿，四肢頭面腫，久不癒，必致癰膿。

二、脈浮而洪，浮則為風，洪則為氣，風氣相搏，風強則為隱疹，身體為癢，癢為泄風，久為痂癩；氣強則為水，難以俯仰。風氣相擊，身體洪腫，汗出乃癒。惡風則虛，此為風水；不惡風者，小便通利，上焦有寒，其口多涎。此為黃汗。

三、寸口脈沉滑者，中有水氣，面目腫大，有熱，名曰風水。視人之目窠上微擁，如新蠶臥起狀，其頸脈動，時時咳，按其手足上，陷而不起者，風水。

四、太陽病，脈浮而緊，法當骨節疼痛，反不疼，身體反重而酸，其人不渴，汗出則癒，此為風水。惡寒者，此為極虛發汗得之。

渴而不惡寒者，此為皮水。

身腫而冷，狀如周痹，胸中窒，不能食，反聚痛，暮躁不得眠，此為黃汗。

痛然骨節，咳而喘，不渴者，此為脾脹，其狀如腫，發汗則癒。

然諸病此者，渴而下利，小便數者，皆不可發汗。

五、裏水者，一身面目黃腫，其脈沉，小便不利，故令病水。假如小便自利，此亡津液，故令渴也。越婢加朮湯主之。（方見下。）

六、趺陽脈當伏，今反緊，本自有寒，疝瘕，腹中痛，醫反下之，下之即胸滿短氣。

七、趺陽脈當伏，今反數，本自有熱，消穀，小便數，今反不利，此欲作水。

八、寸口脈浮而遲，浮脈則熱，遲脈則潛，熱潛相搏，名曰沉。趺陽脈浮而數，浮脈即熱，數脈即止，熱止相搏，名曰伏。沉伏相搏，名曰水。沉則脈虛絡，伏則小便難，虛難相搏，水走皮膚，即為水矣。

九、寸口脈弦而緊，弦則衛氣不行，即惡寒，水不沾流，走於腸間。

少陰脈緊而沉，緊則為痛，沉則為水，小便即難。

十、脈得諸沉，當責有水，身體腫重。水病脈出者，死。

十一、夫水病人，目下有臥蠶，面目鮮澤，脈伏，其人消渴。病水腹大，小便不利，其脈沉絕者，有水，可下之。

十二、問曰：病下利後，渴飲水，小便不利，腹滿因腫者，何也？答曰：此法當病水，若小便自利及汗出者，自當癒。

十三、心水者，其身重而少氣，不得臥，煩而躁，其人陰腫。

十四、肝水者，其腹大，不能自轉側，脅下腹痛，時時津液微生，小便續通。

十五、肺水者，其身腫，小便難，時時鴨溏。

十六、脾水者，其腹大，四肢苦重，津液不生，但苦少氣，小便難。

十七、腎水者，其腹大，臍腫腰痛，不得

溺，陰下濕如牛鼻上汗，其足逆冷，面反瘦。

十八、師曰：諸有水者，腰以下腫，當利小便；腰以上腫，當發汗乃癒。

十九、寸口脈沉而遲，沉則為水，遲則為寒，寒水相搏。趺陽脈伏，水穀不化，脾氣衰則鶩溏，胃氣衰則身腫。少陽脈卑，少陰脈細，男子則小便不利，女子則經水不通；經為血，血不利則為水，名曰血分。

二十、問曰：病有血分水分，何也？

師曰：經水前斷，後病水，名曰血分，此病難治；先病水，後經水斷，名曰水分，此病易治。何以故？去水，其經自下。

二十一、問曰：病者苦水，面目身體四肢皆腫，小便不利，脈之，不言水，反言胸中痛，氣上衝咽，狀如炙肉，當微咳喘，審如師言，其脈何類？

師曰：寸口脈沉而緊，沉為水，緊為寒，沉緊相搏，結在關元，始時尚微，年盛不覺，陽衰之後，營衛相干，陽損陰盛，結寒微動，腎氣上衝，喉咽塞噎，脅下急痛。醫以為留飲而大下之，氣擊不去，其病不除。復重吐之，胃家虛煩，咽燥欲飲水，小便不利，水穀不化，面目手足浮腫。又與葶藶丸下水，當時如小瘥，食飲過度，腫復如前，胸脅苦痛，象若奔豚，其水揚溢，則浮咳喘逆。當先攻擊衝氣，令止，乃治咳；咳止，其喘自瘥。先治新病，病當在後。

二十二、風水，脈浮身重，汗出惡風者，防己黃耆湯主之。腹痛者加芍藥。

防己黃耆湯方

防己一兩　黃耆一兩一分　白朮三分　甘草半兩（炙）

上剉，每服五錢匕，生薑四片，棗一枚，水盞半，煎取八分，去滓，溫服，良久再服。

二十三、風水惡風，一身悉腫，脈浮而渴，續自汗出，無大熱，越婢湯主之。

越婢湯方

麻黃六兩　石膏半斤　生薑三兩　甘草二兩　大棗十五枚

上五味，以水六升，先煮麻黃，去上沫，納諸藥，煮取三升，分溫三服。惡風者加附子一枚炮。風水加朮四兩。

二十四、皮水為病，四肢腫，水氣在皮膚

中，四肢聶聶動者，防己茯苓湯主之。

防己茯苓湯方

防己三兩　黃耆三兩　桂枝三兩　茯苓六兩　甘草二兩

上五味，以水六升，煮取二升，分溫三服。

二十五、裏水，越婢加朮湯主之；甘草麻黃湯亦主之。

越婢加朮湯方

方見上。於內加白朮四兩。又見腳氣中。

甘草麻黃湯方

甘草二兩　麻黃四兩

上二味，以水五升，先煮麻黃，去上沫，納甘草，煮取三升，溫服一升。重覆汗出，不汗，再服。慎風寒。

二十六、水之為病，其脈沉小，屬少陰；浮者為風。無水虛脹者，為氣。水發其汗即已，脈沉者宜麻黃附子湯；浮者宜杏子湯。

麻黃附子湯方

麻黃三兩　甘草二兩　附子一枚（炮）

上三味，以水七升，先煮麻黃，去上沫，納諸藥，煮取二升半，溫服八分，日三服。

杏子湯方　方未見。（恐是麻黃杏仁甘草石膏湯。）

二十七、厥而皮水者，蒲灰散主之。（方見消渴中。）

二十八、問曰：黃汗之為病，身體腫，發熱汗出而渴，狀如風水，汗沾衣，色正黃如柏汁，脈自沉，何從得之？

師曰：以汗出入水中浴，水從汗孔入得之。宜耆芍桂酒湯主之。

黃耆芍藥桂枝苦酒湯方

黃耆五兩　芍藥三兩　桂枝三兩

上三味，以苦酒一升，水七升，相和，煮取三升，溫服一升，當心煩，服至六七日乃解。若心煩不止者，以苦酒阻故也。

二十九、黃汗之病，兩脛自冷；假令發熱，此屬曆節。食已汗出，又身常暮臥盜汗出者，此勞氣也。若汗出已反發熱者，久久其身必甲錯；發熱不止者，必生惡瘡。

若身重，汗出已輒輕者，久久必身瞤，瞤即胸中痛，又從腰以上必汗出，下無汗，腰髖弛痛，如有物在皮中狀，劇者不能食，身疼重，煩躁，小便不利，此為黃汗，桂枝加黃耆湯主之。

桂枝加黃耆湯方

桂枝　芍藥各三兩　甘草二兩　生薑三兩　大棗十二枚　黃耆二兩

上六味，以水八升，煮取三升，溫服一升，須臾飲熱稀粥一升餘，以助藥力，溫服取微汗；若不汗，更服。

三十、師曰：寸口脈遲而澀，遲則為寒，澀為血不足。趺陽脈微而遲，微則為氣，遲則為寒。寒氣不足，則手足逆冷；手足逆冷，則營衛不利，營衛不利，則腹滿腸鳴相逐；氣轉膀胱，營衛俱勞；陽氣不通即身冷，陰氣不通即骨疼；陽前通則惡寒，陰前通則痹不仁；陰陽相得，其氣乃行，大氣一轉，其氣乃散；實則失氣，虛則遺溺，名曰氣分。

三十一、氣分，心下堅，大如盤，邊如旋

杯，水飲所作，桂枝去芍藥加麻辛附子湯主之。

桂枝去芍藥加麻黃細辛附子湯方

桂枝三兩　生薑三兩　甘草二兩　大棗十二枚　麻黃　細辛各二兩　附子一枚（炮）

上七味，以水七升，煮麻黃，去上沫，納諸藥，煮取二升，分溫三服，當汗出，如蟲行皮中，即癒。

三十二、心下堅，大如盤，邊如旋盤，水飲所作，枳朮湯主之。

枳朮湯方

枳實七枚　白朮二兩

上二味，以水五升，煮取三升，分溫三服，腹中軟即當散也。

【附方】

《外臺》防己黃耆湯

治風水，脈浮為在表，其人或頭汗出，表無他病，病者但下重，從腰以上為和，腰以下當腫及陰，難以屈伸。（方見風濕中。）

黃疸病脈證並治第十五

一、寸口脈浮而緩，浮則為風，緩則為痹。痹非中風，四肢苦煩，脾色必黃，瘀熱以行。

二、趺陽脈緊而數，數則為熱，熱則消穀，緊則為寒，食即為滿。尺脈浮為傷腎，趺陽脈緊為傷脾。風寒相搏，食穀即眩，穀氣不消，胃中苦濁，濁氣下流，小便不通，陰被其寒，熱流膀胱，身體盡黃，名曰谷疸。

額上黑，微汗出，手足中熱，薄暮即發，膀胱急，小便自利，名曰女勞疸；腹如水狀不治。

心中懊憹而熱，不能食，時欲吐，名曰酒疸。

三、陽明病，脈遲者，食難用飽，飽則發煩頭眩，小便必難，此欲作谷疸。雖下之，腹滿如故，所以然者，脈遲故也。

四、夫病酒黃疸，必小便不利，其候心中熱，足下熱，是其證也。

五、酒黃疸者，或無熱，靖言了了，腹滿欲吐。鼻燥，其脈浮者先吐之，沉弦者先下之。

六、酒疸，心中熱，欲吐者，吐之癒。

七、酒疸下之，久久為黑疸，目青面黑，心中如噉蒜虀狀，大便正黑，皮膚爪之不仁，其脈浮弱，雖黑微黃，故知之。

八、師曰：病黃疸，發熱煩喘，胸滿口燥者，以病發時火劫其汗，兩熱所得。然黃家所得，從濕得之。一身盡發熱而黃，肚熱，熱在裏，當下之。

九、脈沉，渴欲飲水，小便不利者，皆發黃。

十、腹滿，舌痿黃，躁不得睡，屬黃家。（舌痿疑作身痿。）

十一、黃疸之病，當以十八日為期，治之十日以上瘥，反劇者為難治。

十二、疸而渴者，其疸難治；疸而不渴者，其疸可治。發於陰部，其人必嘔；陽部，其人振寒而發熱也。

十三、谷疸之為病，寒熱不食，食即頭眩，心胸不安，久久發黃，為谷疸，茵陳蒿湯主之。

茵陳蒿湯方

茵陳蒿六兩　梔子十四枚　大黃二兩

上三味，以水一斗，先煮茵陳，減六升，納二味，煮取三升，去滓，分溫三服。小便當利，尿如皂角汁狀，色正赤。一宿腹減，黃從小便去也。

十四、黃家日晡所發熱，而反惡寒，此為女勞得之；膀胱急，少腹滿，身盡黃，額上黑，足下熱，因作黑疸，其腹脹如水狀，大便必黑，時溏，此女勞之病，非水也。腹滿者難治。硝石礬石散主之。

硝石礬石散方

硝石　礬石（燒）等份

上二味，為散，以大麥粥汁和服方寸匕，日三服。病隨大小便去，小便正黃，大便正黑，是候也。

十五、酒黃疸，心中懊憹或熱痛，梔子大黃湯主之。

梔子大黃湯方

梔子十四枚　大黃一兩　枳實五枚　香豉一升

上四味，以水六升，煮取二升，分溫三服。

十六、諸病黃家，但利其小便；假令脈浮，當以汗解之，宜桂枝加黃耆湯主之。（方見水氣病中。）

十七、諸黃，豬膏髮煎主之。

豬膏髮煎方

豬膏半斤　亂髮如雞子大三枚

上二味，和膏中煎之，髮消藥成，分再服。病從小便出。

十八、黃疸病，茵陳五苓散主之。（一本云茵陳湯及五苓散並主之。）

茵陳五苓散方

茵陳蒿末十分　五苓散五分（方見痰飲中。）

上二物和，先食飲方寸匕，日三服。

十九、黃疸腹滿，小便不利而赤，自汗出，此為表和裏實，當下之，宜大黃硝石湯。

大黃硝石湯方

大黃　黃柏　硝石各四兩　梔子十五枚

上四味，以水六升，煮取二升，去滓，納硝石，更煮取一升，頓服。

二十、黃疸病，小便色不變，欲自利，腹滿而喘，不可除熱，除熱必噦。噦者，小半夏湯主之。（方見痰飲中。）

二十一、諸黃，腹痛而嘔者，宜柴胡湯。

二十二、男子黃，小便自利，當與虛勞小建中湯。（方見虛勞中。）

【附方】

瓜蒂散　治諸黃。（方見暍病中。）

《千金》麻黃醇酒湯　治黃疸。

麻黃三兩

上二味，以美清酒五升，煮取二升半，頓服盡。冬月用酒，春月用水煮之（此方現已不用）。

驚悸吐衄下血胸滿瘀血病脈證並治第十六

一、寸口脈動而弱，動即為驚，弱則為悸。

二、師曰：尺脈浮，目睛暈黃，衄未止。暈黃去，目睛慧了，知衄今止。

三、又曰：從春至夏衄者太陽，從秋至冬衄者陽明。

四、衄家不可汗，汗出必額上陷，脈緊急，直視不能眴（ㄒㄩㄢˋ，眼睛轉動來表示意思），不得眠。

五、病人面無血色，無寒熱。脈沉弦者，衄。浮弱，手按之絕者，下血；煩咳者，必吐血。

六、夫吐血，咳逆上氣，其脈數而有熱，不得臥者，死。

七、夫酒客咳者，必致吐血，此因極飲過度所致也。

八、寸口脈弦而大，弦則為減，大則為芤，

減則為寒，芤則為虛，寒虛相搏，此名曰革，婦人則半產漏下，男子則亡血。

九、亡血不可發其表，汗出即寒慄而振。

十、病人胸滿，唇痿舌青，口燥，但欲漱水不欲咽，無寒熱，脈微大來遲，腹不滿，其人言我滿，為有瘀血。

十一、病者如熱狀，煩滿，口乾燥而渴，其脈反無熱，此為陰伏，是瘀血也，當下之。

十二、火邪者，桂枝去芍藥加蜀漆牡蠣龍骨救逆湯主之。

桂枝救逆湯方

桂枝三兩（去皮）　甘草二兩（炙）　生薑三兩　牡蠣五兩（熬）　龍骨四兩　大棗十二枚　蜀漆三兩（洗去腥）

上為末，以水一斗二升，先煮蜀漆，減二升，納諸藥，煮取三升，去滓，溫服一升。

十三、心下悸者，半夏麻黃丸主之。

半夏麻黃丸方

半夏　麻黃等份

上二味，末之，煉蜜和丸小豆大，飲服三

丸，日三服。

十四、吐血不止者，柏葉湯主之。

柏葉湯方

柏葉　乾薑各三兩　艾三把

上三味，以水五升，取馬通汁一升，合煮取一升，分溫再服。

十五、下血，先便後血，此遠血也，黃土湯主之。

黃土湯方　亦主吐血衄血。

甘草　乾地黃　白朮　附子（炮）　阿膠　黃芩各三兩　灶中黃土半斤

上七味，以水八升，煮取三升，分溫二服。

十六、下血，先血後便，此近血也，赤小豆當歸散主之。（方見狐𧏡中。）

十七、心氣不足，吐血、衄血，瀉心湯主之。

瀉心湯方　亦治霍亂。

大黃二兩　黃連　黃芩各一兩

上三味，以水三升，煮取一升，頓服之。

嘔吐噦下利病脈證治第十七

一、夫嘔家有癰膿，不可治嘔，膿盡自癒。

二、先嘔卻渴者，此為欲解。先渴卻嘔者，為水停心下，此屬飲家。

嘔家本渴，今反不渴者，以心下有支飲故也，此屬支飲。

三、問曰：病人脈數，數為熱，當消穀引食，而反吐者，何也？

師曰：以發其汗，令陽微，膈氣虛，脈乃數，數為客熱，不能消穀，胃中虛冷故也。

脈弦者，虛也，胃氣無餘，朝食暮吐，變為胃反。寒在於上，醫反下之，今脈反弦，故名曰虛。

四、寸口脈微而數，微則無氣，無氣則營虛，營虛則血不足，血不足則胸中冷。

五、趺陽脈浮而澀，浮則為虛，澀則傷脾，脾傷則不磨，朝食暮吐，暮食朝吐，宿穀不化，名曰反胃。脈緊而濇，其病難治。

六、病人欲吐者，不可下之。

七、噦而腹滿，視其前後，知何部不利，利之即癒。

八、嘔而胸滿者，茱萸湯主之。

茱萸湯方

吳茱萸一升　人參三兩　生薑六兩　大棗十二枚

上四味，以水五升，煮取三升，溫服七合，日三服。

九、乾嘔，吐涎沫，頭痛者，茱萸湯主之。

十、嘔而腸鳴，心下痞者，半夏瀉心湯主之。

半夏瀉心湯方

半夏半升（洗）　黃芩三兩　乾薑三兩　人參三兩　黃連一兩　大棗十二枚　甘草（炙）二兩

上七味，以水一斗，煮取六升，去滓，再煮取三升，溫服一升，日三服。

十一、乾嘔而利者，黃芩加半夏生薑湯主之。

黃芩加半夏生薑湯方

黃芩三兩　甘草二兩（炙）　芍藥二兩　半夏半升　生薑三兩　大棗十二枚

上六味，以水一斗，煮取三升，去滓，溫服一升，日再夜一服。

十二、諸嘔吐，穀不得下者，小半夏湯主之。（方見痰飲中。）

十三、嘔吐而病在膈上，後思水者，解，急與之。思水者，豬苓散主之。

豬苓散方

豬苓　茯苓　白朮各等份

上三味，杵為散，飲服方寸匕，日三服。

十四、嘔而脈弱，小便復利，身有微熱，見厥者，難治，四逆湯主之。

四逆湯方

附子（生用）一枚　乾薑一兩半　甘草二兩（炙）

上三味，以水三升，煮取一升二合，去滓，分溫再服。強人可大附子一枚，乾薑三兩。

十五、嘔而發熱者，小柴胡湯主之。

小柴胡湯方

柴胡半斤　黃芩三兩　人參三兩　甘草三兩　半夏半斤　生薑三兩　大棗十二枚

上七味，以水一斗二升，煮取六升，去滓，再煎取三升，溫服一升，日三服。

十六、胃反嘔吐者，大半夏湯主之。《千金》云：「治反胃不受，食入即吐。」《外臺》云：「治嘔食，心下痞硬者。」

大半夏湯方

半夏二升　人參三兩　白蜜一升

上三味，以水一斗二升，和蜜揚之二百四十遍，煮藥，取二升半，溫服一升，餘再分服。

十七、食已即吐者，大黃甘草湯主之。《外臺》方又治吐水。

大黃甘草湯方

大黃四兩　甘草一兩

上二味，以水三升，煮取一升，分溫再服。

十八、胃反，吐而渴欲飲水者，茯苓澤瀉湯

主之。

茯苓澤瀉湯方

茯苓半斤　澤瀉四兩　甘草二兩　桂枝二兩　白朮三兩　生薑四兩

上六味，以水一斗，煮取三升，納澤瀉，再煮取二升半，溫服八合，日三服。

十九、吐後，渴欲得水而貪飲者，文蛤湯主之。兼主微風、脈緊、頭痛。

文蛤湯方

文蛤五兩　麻黃　甘草　生薑各三兩　石膏五兩　杏仁五十枚　大棗十二枚

上七味，以水六升，煮取二升，溫服一升，汗出即癒。

二十、乾嘔、吐逆、吐涎沫，半夏乾薑散主之。

半夏乾薑散方

半夏　乾薑各等份

上二味，杵為散，取方寸匕，漿水一升半，煮取七合，頓服之。

二十一、病人胸中似喘不喘，似嘔不嘔，似噦不噦，徹心中憒憒然無奈者，生薑半夏湯主之。

生薑半夏湯方

半夏半升　生薑汁一升

上二味，以水三升，煮半夏取二升，納生薑汁，煮取一升半，小冷，分四服，日三夜一服。嘔止，停後服。

二十二、乾嘔、噦，若手足厥者，橘皮湯主之。

橘皮湯方

橘皮四兩　生薑半斤

上二味，以水七升，煮取三升，溫服一升，下嚥即癒。

二十三、噦逆者，橘皮竹茹湯主之。

橘皮竹茹湯方

橘皮二斤　竹茹二斤　人參一兩　甘草五兩　生薑半斤　大棗三十枚

上六味，以水一斗，煮取三升，溫服一升，

日三服。

二十四、夫六腑氣絕於外者，手足寒，上氣，腳縮；五臟氣絕於內者，利不禁，下甚者，手足不仁。

二十五、下利脈沉弦者，下重；脈大者，為未止；脈微弱數者，為欲自止，雖發熱不死。

二十六、下利，手足厥冷，無脈者，灸之不溫；若脈不還，反微喘者，死。少陰負趺陽者，為順也。

二十七、下利有微熱而渴，脈弱者，今自癒。

二十八、下利脈數，有微熱，汗出，今自癒；設脈緊為未解。

二十九、下利脈數而渴者，今自癒；設不瘥，必圊（ㄑㄧㄥ，廁所）膿血，以有熱故也。

三十、下利脈反弦，發熱身汗者，自癒。

三十一、下利氣者，當利其小便。

三十二、下利，寸脈反浮數，尺中自澀者。必圊膿血。

三十三、下利清穀，不可攻其表，汗出必脹滿。

三十四、下利，脈沉而遲，其人面少赤，身

有微熱，下利清穀者，必鬱冒汗出而解，病人必微厥。所以然者，其面戴陽，下虛故也。

三十五、下利後脈絕，手足厥冷，晬時脈還，手足溫者生，脈不還者死。

三十六、下利腹脹滿，身體疼痛者，先溫其裏，乃攻其表，溫裏宜四逆湯，攻表宜桂枝湯。

桂枝湯方

桂枝三兩（去皮）　芍藥三兩　甘草二兩（炙）　生薑三兩　大棗十二枚

上五味，㕮咀，以水七升，微火煮取三升，去滓，適寒溫服一升，服已須臾，啜稀粥一升，以助藥力，溫覆令一時許，遍身漐漐微似有汗者，益佳，不可令如水淋漓。若一服汗出病瘥，停後服。

三十七、下利，三部脈皆平，按之心下堅者，急下之，宜大承氣湯。

三十八、下利脈遲而滑者，實也，利未欲止，急下之，宜大承氣湯。

三十九、下利脈反滑者，當有所去，下乃癒，宜大承氣湯。

四十、下利已瘥，至其年月日時復發者，以

病不盡故也，當下之，宜大承氣湯。

四十一、下利譫語者，有燥屎也，小承氣湯主之。

小承氣湯方

大黃四兩　厚朴三兩（炙）　枳實大者三枚（炙）

上三味，以水四升，煮取一升二合，去滓，分溫二服，得利則止。

四十二、下利便膿血者，桃花湯主之。

桃花湯方

赤石脂一升（一半剉，一半篩末）　乾薑一兩　粳米一升

上三味，以水七升，煮米令熟，去滓，溫服七合，納赤石脂末方寸匕，日三服；若一服癒，餘勿服。

四十三、熱利下重者，白頭翁湯主之。

白頭翁湯方

白頭翁二兩　黃連　黃柏　秦皮各三兩

上四味，以水七升，煮取二升，去滓，溫服

一升；不癒更服。

四十四、下利後更煩，按之心下濡者，為虛煩也，梔子豉湯主之。

梔子豉湯方

梔子十四枚　香豉四合（綿裹）

上二味，以水四升，先煮梔子，得二升半，內豉，煮取一升半，去滓，分二服，溫進一服，得吐則止。

四十五、下利清穀，裏寒外熱，汗出而厥者，通脈四逆湯主之。

通脈四逆湯方

附子大者一枚（生用）　乾薑三兩（強人可四兩）　甘草二兩（炙）

上三味，以水三升，煮取一升二合，去滓，分溫再服。

四十六、下利肺痛，紫參湯主之（「肺」疑為「腹」）。

紫參湯方

紫參半斤　甘草三兩

上二味，以水五升，先煮紫參，取二升，納甘草，煮取一升半，分溫三服。（疑非仲景方。）

四十七、氣利，訶梨勒散主之。

訶梨勒散方

訶梨勒十枚（煨）

上一味，為散，粥飲和，頓服（疑非仲景方）。

【附方】

《千金翼》小承氣湯

治大便不通，噦數譫語。（方見上。）

《外臺》黃芩湯　治乾嘔下利。

黃芩　人參　乾薑各二兩（「二兩」，有本作「三兩」）　桂枝一兩　大棗十二枚　半夏半升

上六味，以水七升，煮取三升，溫分三服。

瘡癰腸癰浸淫病脈證並治第十八

一、諸浮數脈，應當發熱，而反灑淅惡寒，若有痛處，當發其癰。

二、師曰：諸癰腫，欲知有膿無膿，以手掩腫上，熱者為有膿，不熱者為無膿。

三、腸癰之為病，其身甲錯，腹皮急，按之濡，如腫狀，腹無積聚。身無熱，脈數，此為腸內有癰膿，薏苡附子敗醬散主之。

薏苡附子敗醬散方

薏苡仁十分　附子二分　敗醬五分

上三味，杵為末，取方寸匕，以水二升，煎減半頓服，小便當下。

四、腸癰者，小腹腫痞，按之即痛如淋，小便自調，時時發熱，自汗出，復惡寒，其脈遲緊者，膿未成，可下之，當有血。脈洪數者，膿已成，不可下也。大黃牡丹湯主之。

大黃牡丹湯方

大黃四兩　牡丹一兩　桃仁五十枚　瓜子半升　芒硝三合

上五味，以水六升，煮取一升，去滓，納芒硝，再煎沸，頓服之，有膿當下；如無膿，當下血。

五、問曰：寸口脈浮微而澀，法當亡血，若汗出，設不汗者云何？

答曰：若身有瘡，被刀斧所傷，亡血故也。

六、病金瘡，王不留行散主之。

王不留行散方

王不留行十分（八月八日採）　蒴藋細葉十分（七月七日採）　桑東南根白皮十分（三月三日採）　甘草十八分　川椒三分（除目及閉口，去汗）　黃芩二分　乾薑二分　厚朴二分　芍藥二分

上九味，桑根皮以上三味燒灰存性，勿令灰過，各別杵篩，合治之為散，服方寸匕，小瘡即粉之，大瘡但服之，產後亦可服。如風寒，桑東根勿取之。前三物皆陰乾百日。

排膿散方

枳實十六枚　芍藥六分　桔梗二分

上三味，杵為散，取雞子黃一枚，以藥散與雞黃相等，揉和令相得，飲和服之，日一服。

排膿湯方

甘草二兩　桔梗三兩　生薑一兩　大棗十枚

上四味，以水三升，煮取一升，溫服五合，日再服。

七、浸淫瘡，從口流向四肢者，可治；從四肢流來入口者，不可治。

八、浸淫瘡，黃連粉主之（方未見）。

趺蹶手指臂腫轉筋陰狐疝蟲病脈證治第十九

一、師曰：病趺蹶，其人但能前，不能卻，刺腨入二寸，此太陽經傷也。

二、病人常以手指臂腫動，此人身體瞤瞤者，藜蘆甘草湯主之。

藜蘆甘草湯方　（方未見。）

三、轉筋之為病，其人臂腳直，脈上下行，微弦。轉筋入腹者，雞屎白散主之。

雞屎白散方

雞屎白

上一味，為散，取方寸匕，以水六合，和，溫服。

四、陰狐疝氣者，偏有小大，時時上下，蜘蛛散主之。

蜘蛛散方

蜘蛛十四枚（熬焦）　桂枝半兩

上二味，為散，取八分一匕，飲和服，日再服。蜜丸亦可。

五、問曰：病腹痛有蟲，其脈何以別之？

師曰：腹中痛，其脈當沉，若弦，反洪大，故有蚘蟲。

六、蚘蟲之為病，令人吐涎心痛，發作有時，毒藥不止，甘草粉蜜湯主之。

甘草粉蜜湯方

甘草二兩　粉一兩　蜜四兩

上三味，以水三升，先煮甘草，取二升，去滓，納粉、蜜，攪令和，煎如薄粥。溫服一升，瘥即止。

七、蚘厥者，當吐蚘，令病者靜而復時煩，此為臟寒，蚘上入膈，故煩，須臾復止，得食而嘔又煩者，蚘聞食臭出，其人常自吐蚘。

八、蚘厥者，烏梅丸主之。

烏梅丸方

烏梅三百個　細辛六兩（炮）　黃連一斤　當歸四兩　黃柏六兩　桂枝六兩　人參六兩　乾薑十兩　川椒四兩（去汗）　附子六兩（炮）

上十味，異擣篩，合治之，以苦酒漬烏梅一宿，去核，蒸之五升米下，飯熟擣成泥，和藥令相得，納臼中，與蜜杵二千下，丸如梧子大，先食飲服十丸，日三服，稍加至二十丸。禁生冷滑臭等食。

婦人妊娠病脈證並治第二十

一、師曰：婦人得平脈，陰脈小弱，其人渴，不能食，無寒熱，名妊娠，桂枝湯主之（方見下利中）。

於法六十日當有此證，設有醫治逆者，卻一月加吐下者，則絕之。

二、婦人宿有癥病，經斷未及三月，而得漏下不止，胎動在臍上者，為癥痼害。妊娠六月動者，前三月經水利時，胎也。下血者，後斷三月衃也。所以血不止者，其癥不去故也，當下其癥，桂枝茯苓丸主之。

桂枝茯苓丸方

桂枝　茯苓　牡丹（去心）　芍藥　桃仁（去皮尖，熬）各等份

上五味，末之，煉蜜和丸，如兔屎大，每日食前服一丸。不知，加至三丸。

三、婦人懷娠六七月，脈弦發熱，其胎愈脹，腹痛惡寒者，少腹如扇，所以然者，子臟開故也，當以附子湯溫其臟（方未見）。

四、師曰：婦人有漏下者，有半產後因續下血都不絕者，有妊娠下血者，假令妊娠腹中痛，為胞阻，膠艾湯主之。

膠艾湯方

一方加乾薑一兩。胡氏治婦人胞動，無乾薑。川芎　阿膠　甘草各二兩　艾葉　當歸各三兩　芍藥四兩　乾地黃四兩

上七味，以水五升，清酒三升，合煮取三升，去滓，納膠，令消盡，溫服一升，日三服。不瘥，更作。

五、婦人懷娠，腹中㽲痛，當歸芍藥散主之。

當歸芍藥散方

當歸三兩　芍藥一斤　芎藭半斤　茯苓四兩　澤瀉半斤　白朮四兩

上六味，杵為散，取方寸匕，酒和，日三服。

六、妊娠嘔吐不止，乾薑人參半夏丸主之。

乾薑人參半夏丸方

乾薑　人參各一兩　半夏二兩

上三味，末之，以生薑汁糊為丸；如梧桐子大，飲服十丸，日三服。

七、妊娠，小便難，飲食如故，當歸貝母苦參丸主之。

當歸貝母苦參丸方　（男子加滑石半兩。）

當歸　貝母　苦參各四兩

上三味，末之，煉蜜丸如小豆大，飲服三丸，加至十丸。

八、妊娠有水氣，身重，小便不利，灑淅惡寒，起即頭眩，葵子茯苓散主之。

葵子茯苓散方

葵子一升　茯苓三兩

上二味，杵為散，飲服方寸匕，日三服，小便利則癒。

九、婦人妊娠，宜常服當歸散主之。

當歸散方

當歸　黃芩　芍藥　芎藭各一斤　白朮半斤

上五味，杵為散，酒飲服方寸匕，日再服。妊娠常服即易產，胎無疾苦，產後百病悉主之。

十、妊娠養胎，白朮散主之。

白朮散方　見《外臺》

白朮四分　芎藭四分　蜀椒三分（去汗）牡蠣二分

上四味，杵為散，酒服一錢匕，日三服，夜一服。但苦痛，加芍藥；心下毒痛，倍加芎藭；心煩吐痛，不能食飲，加細辛一兩，半夏大者二十枚，服之後，更以醋漿水服之。若嘔，以醋漿水服之；復不解者，小麥汁服之。已後渴者，大麥粥服之。病雖癒，服之勿置。

十一、婦人傷胎，懷身腹滿，不得小便，從腰以下重，如有水氣狀，懷身七月，太陰當養不養，此心氣實，當刺瀉勞宮及關元，小便微利則癒（見《玉函》）。

婦人產後病脈證治第二十一

一、問曰：新產婦人有三病，一者病痙，二者病鬱冒，三者大便難，何謂也？

師曰：新產血虛，多汗出，喜中風，故令病痙；亡血復汗，寒多，故令鬱冒；亡津液，胃燥，故大便難。

二、產婦鬱冒，其脈微弱，嘔不能食，大便反堅，但頭汗出。所以然者，血虛而厥，厥而必冒。冒家欲解，必大汗出。以血虛下厥，孤陽上出，故頭汗出。所以產婦喜汗出者，亡陰血虛，陽氣獨盛，故當汗出，陰陽乃復。大便堅，嘔不能食，小柴胡湯主之。（方見嘔吐中。）

三、病解能食，七八日更發熱者，此為胃實，大承氣湯主之。（方在痙病中。）

產後腹中㽲痛，當歸生薑羊肉湯主之（方見寒疝中）；並治腹中寒疝，虛勞不足。

四、產後腹痛，煩滿不得臥，枳實芍藥散主

之。

枳實芍藥散方

枳實（燒令黑，勿太過）　芍藥等份

上二味，杵為散，服方寸匕，日三服，並主癰膿，以麥粥下之。

六、師曰：產婦腹痛，法當以枳實芍藥散，假令不癒者，此為腹中有瘀血者臍下，宜下瘀血湯主之；亦主經水不利。

下瘀血湯方

大黃三兩　桃仁二十枚　蟹蟲二十枚（熬，去足）

上三味，末之，煉蜜和為四丸，以酒一升，煎一丸，取八合頓服之，新血下如豚肝。

七、產後七八日，無太陽證，少腹堅痛，此惡露不盡；不大便，煩躁發熱，切脈微實，再倍發熱，日晡時煩躁者，不食，食則譫語，至夜即癒，宜大承氣湯主之。熱在裏，結在膀胱也（方在痙病中）。

八、產後風，續之數十日不解，頭微痛，惡寒，時時有熱，心下悶，乾嘔，汗出，雖久，陽旦證續在耳，可與陽旦湯（即桂枝湯，方見下利中）。

九、產後中風，發熱，面正赤，喘而頭痛，竹葉湯主之。

竹葉湯方

竹葉一把　葛根三兩　防風　桔梗　桂枝　人參　甘草各一兩　附子一枚（炮）　大棗十五枚　生薑五兩

上十味，以水一斗，煮取二升半，分溫三服，溫覆使汗出。頸項強，用大附子一枚，破之如豆大，煎藥揚去沫。嘔者，加半夏半升（洗）。

十、婦人乳中虛，煩亂嘔逆，安中益氣，竹皮大丸主之。

竹皮大丸方

生竹茹二分　石膏二分　桂枝一分　甘草七分　白薇一分

上五味，末之，棗肉和丸彈子大，以飲服一丸，日三夜二服。有熱者倍白薇，煩喘者加柏實一分。

十一、產後下利虛極，白頭翁加甘草阿膠湯主之。

白頭翁加甘草阿膠湯方

白頭翁　甘草　阿膠各二兩　秦皮　黃連　柏皮各三兩

上六味，以水七升，煮取二升半，納膠令消盡，分溫三服。

【附方】

《千金》三物黃芩湯

治婦人在草蓐，自發露得風，四肢苦煩熱，頭痛者與小柴胡湯；頭不痛但煩者，此湯主之。

黃芩一兩　苦參二兩　乾地黃四兩

上三味，以水八升，煮取二升，溫服一升，多吐下蟲。

《千金》內補當歸建中湯

治婦人產後虛羸不足，腹中刺痛不止，吸吸少氣，或苦少腹中急，摩痛引腰背，不能食飲。產後一月，日得服四、五劑為善，令人強壯宜。

當歸四兩　桂枝三兩　芍藥六兩　生薑三兩　甘草二兩　大棗十二枚

上六味，以水一斗，煮取三升，分溫三服，一日令盡。若大虛，加飴糖六兩，湯成納之，於火上暖令飴消。若去血過多，崩傷內衄不止，加地黃六兩，阿膠二兩，合八味，湯成納阿膠。若無當歸，以芎藭代之，若無生薑，以乾薑代之。

婦人雜病脈證並治第二十二

一、婦人中風，七八日續來寒熱，發作有時，經水適斷，此為熱入血室，其血必結，故使如瘧狀，發作有時，小柴胡湯主之（方見嘔吐中）。

二、婦人傷寒發熱，經水適來，晝日明了，暮則譫語，如見鬼狀者，此為熱入血室，治之無犯胃氣及上二焦，必自癒也。

三、婦人中風，發熱惡寒，經水適來，得之七八日，熱除脈遲，身涼和，胸脅滿，如結胸狀，讝語者，此為熱入血室也。當刺期門，隨其實而取之。

四、陽明病，下血譫語者，此為熱入血室，但頭汗出，當刺期門，隨其實而瀉之，濈然汗出者則癒。

五、婦人咽中如有炙臠，半夏厚朴湯主之。

半夏厚朴湯方

半夏一升　厚朴三兩　茯苓四兩　生薑五兩　乾蘇葉二兩

上五味，以水七升，煮取四升，分溫四服，日三夜一服。

六、婦人臟躁，喜悲傷欲哭，有如非己所作，數欠伸，甘麥大棗湯主之。

甘麥大棗湯方

甘草三兩　小麥一升　大棗十枚

上三味，以水六升，煮取三升，溫分三服。亦補脾氣。

七、婦人吐涎沫，醫反下之，心下即痞，當先治其吐涎沫，小青龍湯主之；涎沫止，乃治痞，瀉心湯主之。

八、婦人之病，因虛、積冷、結氣，為諸經水斷絕，至有歷年，血寒積結，胞門寒傷。經絡凝堅。

在上嘔吐涎唾，久成肺癰，形體損分。在中盤結，繞臍寒疝；或兩脅疼痛，與臟相連；或結熱中，痛在關元，脈數無瘡，肌若魚鱗，時著男子，非止女身。在下未多，經候不匀，令陰掣痛，少腹惡寒；或引腰脊，下根氣街，氣衝急痛，膝脛疼煩；奄忽眩冒，狀如厥癲；或有憂慘，悲傷多嗔，此皆帶下，各有病因。

久則羸瘦，脈虛多寒，三十六病，千變萬端；審脈陰陽，虛實緊弦；行其針藥，治危得安；其雖同病，脈各異源；子當辨記，勿謂不然。

九、問曰：婦人年五十所，病下利數十日不止；暮即發熱，少腹裏急，腹滿，手掌煩熱，唇口乾燥，何也？

師曰：此病屬帶下。何以故？曾經半產，瘀血在少腹不去。何以知之？其證唇口乾燥，故知之。當以溫經湯主之。

溫經湯方

吳茱萸三兩　當歸　芎藭　芍藥　人參　桂枝　阿膠　牡丹皮（去心）　生薑　甘草各二兩　半夏半升　麥門冬一升（去心）

上十二味，以水一斗，煮取三升，分溫三服。亦主婦人少腹寒，久不受胎；兼取崩中去血，或月水來過多及至期不來。

十、帶下經水不利，少腹滿痛，經一月再見者，土瓜根散主之。

土瓜根散方

土瓜根　芍藥　桂枝　蟅蟲各三兩

上四味，杵為散，酒服方寸匕，日三服。陰㿉腫亦主之。

十一、寸口脈弦而大，弦則為減，大則為芤，減則為寒，芤則為虛，虛寒相搏，此名曰革，婦人則半產漏下，旋覆花湯主之。

旋覆花湯方

旋覆花三兩　蔥十四莖　新絳少許。

上三味，以水三升，煮取一升，頓服之。

十二、婦人陷經漏下黑不解，膠薑湯主之。

十三、婦人少腹滿如敦狀，小便微難而不渴，生後者，此為水與血俱結在血室也，大黃甘遂湯主之。

大黃甘遂湯方

大黃四兩　甘遂二兩　阿膠二兩

上三味，以水三升，煮取一升，頓服之，其

血當下。

十四、婦人經水不利下，抵當湯主之。亦治男子膀胱滿急治有瘀血者。

抵當湯方

水蛭三十個（熬）　虻蟲三十枚（熬，去翹足）　桃仁二十個（去皮尖）　大黃三兩（酒浸）

上四味，為末，以水五升，煮取三升，去滓，溫服一升。

十五、婦人經水閉不利，臟堅癖不止，中有乾血，下白物，礬石丸主之。

礬石丸方

礬石三分（燒）　杏仁一分

上二味，末之，煉蜜和丸棗核大，納臟中，劇者再納之。

十六、婦人六十二種風及腹中血氣刺痛，紅藍花酒主之。

紅藍花酒方（疑非仲景方）

紅藍花一兩

上一味，以酒一大升，煎減半，頓服一半，未止再服。

十七、婦人腹中諸疾痛，當歸芍藥散主之。當歸藥藥散方：見前妊娠中。

十八、婦人腹中痛，小建中湯主之。小建中湯方：見虛勞中。

十九、問曰：婦人病飲食如故，煩熱不得臥，而反倚息者，何也？

師曰：此名轉胞，不得溺也，以胞系了戾，故致此病，但利小便則癒，宜腎氣丸主之。

腎氣丸方

乾地黃八兩　薯蕷四兩　山茱萸四兩　澤瀉三兩　茯苓三兩　牡丹皮三兩　桂枝附子（炮）各一兩

上八味，末之。煉蜜和丸梧子大，酒下十五丸，加至二十五丸，日再服。

二十、婦人陰寒，溫陰中坐藥，蛇床子散主之。

蛇床子散方

蛇床子仁

上一味，末之，以白粉少許，和令相得，如棗大，綿裹內之，自然溫。

二十一、少陰脈滑而數者，陰中即生瘡，陰中蝕瘡爛者，狼牙湯洗之。

狼牙湯方

狼牙三兩

上一味，以水四升，煮取半升，以綿纏筋如繭，浸湯瀝陰中，日四遍。

二十二、胃氣下泄，陰吹而正喧，此穀氣之實也，膏髮煎導之。膏髮煎方：見黃疸中。

小兒疳蟲蝕齒方

雄黃　葶藶

上二味，末之，取臘月豬脂熔，以槐枝綿裹頭四五枚，點藥烙之。

雜療方第二十三

退五臟虛熱（四時加減柴胡飲子方）：冬三月加柴胡八分　白朮八分　陳皮五分　大腹檳榔四枚（並皮子用），生薑五分　桔梗七分　春三月加枳實，減白朮，共六味　夏三月加生薑三分，枳實五分，甘草三分，共八味。秋三月加陳皮三分，共六味。

上各㕮咀，分為三帖，一帖以水三升，煮取二升，分溫三服，如人行四五里，進一服。如四體壅，添甘草少許，每帖分作三小帖，每小帖以水一升，煮取七合，溫服，再合滓為一服，重煮，都成四服（疑非仲景方）。

長服訶梨勒丸方　（疑非仲景方）

訶梨勒　陳皮　厚朴各三兩

上三味，末之，煉蜜丸如梧子大，酒飲服二十丸，加至三十丸。

三物備急丸方

大黃一兩　乾薑一兩　巴豆一兩去皮心，熬，外研如脂。上藥各須精新，先搗大黃、乾薑為末，研巴豆內中，合治一千杵，用為散，蜜和丸亦佳，密器中貯之，莫令歇。主心腹諸卒暴百病，若中惡客忤，心腹脹滿，卒痛如錐刺，氣急口噤，停屍卒死者，以暖水若酒，服大豆許三四丸，或不下，捧頭起，灌令下咽，須臾當瘥。如未瘥，更與三丸，當腹中鳴，即吐下便瘥。若口噤，亦須折齒灌之。

治傷寒令癒不復（紫石寒食散）方

紫石英　白石英　赤石脂　鐘乳（碓煉）栝樓根　防風　桔梗　文蛤　鬼臼各十分　太一餘糧十分（燒）　乾薑　附子（炮，去皮）　桂枝（去皮）各四分

上十三味，杵為散，酒服方寸匕。

救卒死方

薤搗汁灌鼻中。又方：雄雞冠割取血，管吹內鼻中。豬脂如雞子大，苦酒一升，煮沸灌喉

中，雞肝及血塗面上，以灰圍四旁，立起。大豆二十七粒，以雞子白並酒和，盡以吞之。

救卒死而目壯熱者方

礬石半斤，以水一斗半煮消，以漬腳，令沒踝。

救卒死而目閉者方

騎牛臨面，搗薤汁灌耳中，吹皂莢末鼻中，立效。

救卒死而張口反折者方

灸手足兩爪後十四壯了，飲以五毒諸膏散。（有巴豆者）

救卒死而四肢不收失便者方

馬屎一升　水三斗　煮取二斗以洗之，又取牛洞（稀糞也）升，一溫酒灌口中。灸心下一寸，臍上三寸、臍下四寸各一百壯，瘥。

救小兒卒死而吐利不知是何病方

狗屎一丸，絞取汁以灌之。無濕者，水煮乾

者，取汁。

治屍蹶方

屍蹶脈動而無氣，氣閉不通，故靜而死也。治方：菖蒲屑，內鼻兩孔中吹之，今人以桂屑著舌下。又方：剔取左角髮方寸燒末，酒和，灌令入喉，立起。

救卒死，客杵死，還魂湯主之方：

麻黃三兩（去節，一方四兩） 杏仁（去皮尖）七十個 甘草一兩（炙）

上三味，以水八升，煮取三升，去滓，分令咽之，通治諸感忤。又方：

韭根一把 烏梅二十七個 吳茱萸半升（炒）

上三味，以水一斗煮之，以病人櫛內中，三沸，櫛浮者生；沉者死。煮取三升，去滓分飲之。

救自縊死方

救自縊死，旦至暮，雖已冷，必可治；暮至旦，小難也。恐此當言陰氣盛故也，然夏時夜短於晝，又熱，猶應可治。又云：心下若微溫者，一日以上，猶可治之。

方：徐徐抱解，不得截繩，上下安被臥之。一人以腳踏其兩肩，手少挽其髮，常弦弦勿縱之。一人以手按據胸上，數動之；一人摩捋臂脛，屈伸之，若已僵，但漸漸強屈之，並按其腹。如此一炊頃，氣從口出，呼吸眼開而猶引按莫置，亦勿苦勞之。須臾，可少桂湯及粥清含與之，令濡喉，漸漸能咽，乃稍止。若向令兩人以管吹其兩耳，𣏾好。此法最善，無不活者。

療中暍方

凡中暍死，不可使得冷，得冷便死，療之方：屈草帶，繞暍人臍，使三兩人溺其中，令溫。亦可用熱泥和屈草，亦可扣瓦椀底，按及車缸以著暍人，取令溺，須得流去，此謂道路窮，卒無湯當令溺其中，欲使多人溺，取令溫。若有湯便可與之，不可泥及車缸，恐此物冷，暍即在夏月，得熱泥土，暖車缸，亦可用也。

救溺死方

取灶中灰兩石餘，以埋人，從頭至足。水出七孔，即活。右療自縊、溺、暍之法，並出自張仲景為之，其意殊絕，殆非常情所及，本草所能關，實救人之大術矣。傷寒家數有暍病，非此遇熱之暍。見《外台》《肘後》目。

治馬墜及一切筋骨損方

見《肘後方》　大黃一兩（切浸湯成下）緋帛（如手大燒灰）　亂髮（如雞子大燒灰用）久用炊單布（一尺燒灰）　敗蒲一握三寸　桃仁四十九個（去皮尖熬）　甘草如中指節（炙剉）

上七味，以童子小便量多少，煎湯成，納酒一大盞，次下大黃，去滓，分溫三服。先剉敗蒲席半領，煎湯浴，衣被蓋覆，斯須通利數行，痛楚立瘥，利及浴水赤，勿怪，即瘀血也。

禽獸魚蟲禁忌並治第二十四

凡飲食滋味，以養於生，食之有妨，反能為害。自非服藥煉液，焉能不飲食乎？切見時人，不閑調攝，疾疢競起，若不因食而生，苟全其生，須知切忌者矣，所食之味，有與病相宜，有與身相害，若得宜則益體，害則成疾，以此致危，例皆難療。

凡煮藥飲汁以解毒者，雖云救急，不可熱飲，諸毒病得熱更甚，宜冷飲之。

肝病禁辛，心病禁鹹，脾病禁酸，肺病禁苦，腎病禁甘。春不食肝，夏不食心，秋不食肺，冬不食腎，四季不食脾。

辯曰：春不食肝者，為肝氣王，脾氣敗，若食肝，則又補肝，脾氣敗尤甚，不可救。又肝王之時，不可以死氣入肝，恐傷魂也。若非王時即虛，以肝補之佳，餘臟準此。

凡肝臟，自不可輕啖，自死者彌甚。凡心皆

為神識所舍，勿食之，使人來生復其報對矣。

凡肉及肝，落地不著塵土者，不可食之。豬肉落水浮者，不可食。諸肉及魚，若狗不食，鳥不啄者，不可食。

諸肉不乾，火炙不動，見水自動者，不可食之。肉中有如朱點者，不可食之。六畜肉熱血不斷者，不可食之。父母及身本命肉，食之，令人神魂不安。食肥肉及熱羹，不得飲冷水。諸五臟及魚，投地塵土不污者，不可食之。

穢飯、餒肉、臭魚，食之皆傷人。自死肉，口閉者，不可食之。

六畜自死，皆疫死，則有毒，不可食之。獸自死，北首及伏地者，食之殺人。食生肉，飽飲乳，變成白蟲（一作血蠱）。疫死牛肉，食之令病洞下，亦致堅積，宜利藥下之。脯藏米甕中，有毒及經夏食之，發腎病。

治（食）自死六畜肉中毒方

黃柏屑，搗服方寸匕。

治食鬱肉漏脯中毒方

鬱肉，密器蓋之，隔宿者是也。漏脯，茅屋

漏下，沾著者是也。

燒犬屎，酒服方寸匕，每服人乳汁亦良。飲生韭汁三升，亦得。

治黍米中藏乾脯，食之中毒方

大豆濃煮汁，飲數升即解。亦治諸（「諸」原作「狸」）肉漏脯等毒。

治食生肉中毒方

掘地深三尺，取其下土三升，以水五升煮數沸，澄清汁，飲一升，即癒。

治（食）六畜鳥獸肝中毒方

水浸豆豉，絞取汁，服數升癒。

馬腳無夜眼者，不可食之。食酸馬肉，不飲酒，則殺人。

馬肉不可熱食，傷人心。馬鞍下肉，食之殺人。白馬黑頭者，不可食之。白馬青蹄者，不可食之。馬肉、㹠肉共食，飽醉臥，大忌。驢、馬肉，合豬肉食之，成霍亂。馬肝及毛，不可妄食，中毒害人。

治馬肝毒中人未死方

雄鼠屎二七粒，末之，水和服，日再服。屎尖者是。

又方：人垢，取方寸匕，服之佳。

治食馬肉中毒欲死方

香豉二兩　杏仁三兩　上二味，蒸一食頃熟，杵之服，日再服。

又方：煮蘆根汁，飲之良。

疫死牛，或目赤，或黃，食之大忌。牛肉共豬肉食之，必作寸白蟲。青牛腸，不可合犬肉食之。牛肺從三月至五月，其中有蟲如馬尾，割去勿食，食則損人。

牛、羊、豬肉，皆不得以楮木、桑木蒸炙，食之令人腹內生蟲。啖蛇牛肉殺人，何以知之？啖蛇者，毛髮向後順者，是也。

治噉蛇牛肉食之欲死方

飲人乳汁一升，立癒。

又方：以泔洗頭。飲一升，癒。牛肚細切，以水一斗，煮取一升，暖飲之，大汗出者癒。

治食牛肉中毒方

甘草煮汁飲之，即解。

羊肉其有宿熱者，不可食之。羊肉不可共生魚、酪食之，害人。羊蹄甲中有珠子白者，名羊懸筋，食之令人癲。白羊黑頭，食其腦，作腸癰。羊肝共生椒食之，破人五臟。

豬肉共羊肝和食之，令人心悶。豬肉以生胡荽同食，爛人臍。豬脂不可合梅子食之。豬肉和葵食之，少氣。

鹿人（肉）不可和蒲白作羹，食之發惡瘡。麋脂及梅李子，若妊婦食之，令子青盲，男子傷精。獐肉不可合蝦及生菜、梅、李果食之；皆病人。痼疾人不可食熊肉，令終身不癒。

白犬自死，不出舌者，食之害人。食狗鼠餘，令人發瘻瘡。

治食犬肉不消成病方

治食犬肉不消，心下堅，或腹脹，口乾大渴，心急發熱，妄語如狂，或洞下方：杏仁一升（合皮熟研用）以沸湯三升和，取汁，分三服，利下肉片，大驗。

婦人妊娠，不可食兔肉、山羊肉及鱉、雞、鴨，令子無聲音。兔肉不可合白雞肉食之，令人面發黃。兔肉著乾薑食之，成霍亂。凡鳥自死，口不閉，翅不合者，不可食之。諸禽肉，肝青者，食之殺人。

雞有六翮四距者，不可食之。烏雞白首者，不可食之。雞不可共葫蒜食之，滯氣（一云雞子）；山雞不可合鳥獸肉食之。雉肉久食之，令人瘦。

鴨卵不可合鱉肉食之。婦人妊娠，食雀肉，令子淫亂無恥。雀肉不可合李子食之。燕肉勿食，入水為蛟龍所啖。

治食鳥獸中箭肉毒方

鳥獸有中毒箭死者，其肉有毒，解之方：大豆煮汁及鹽汁服之解。魚頭正白，如連珠至脊上，食之殺人。魚頭無腮者，不可食之，殺人。

魚無腸膽者，不可食之，三年陰不起，女子絕生。魚頭似有角者，不可食之。魚目合者，不可食之。六甲日，勿食鱗甲之物。魚不可合雞肉食之。魚不得合鸕鷀肉食之。

鯉魚鮓，不可合小豆藿食之，其子不可合豬

肝食之，害人。鯉魚不可合犬肉食之。鯽魚不可合猴雉肉食之。一云不可合豬肝食。鯷魚合鹿肉生食，令人筋甲縮。青魚鮓，不可合生葫荽及生葵並麥中食之。鰌、鱓鱔不可合白犬血食之。

龜肉不可合酒、果子食之。鱉目凹陷者及厭下有王字形者，不可食之。其肉不得合雞、鴨子食之。龜、鱉肉不可合莧菜食之。

蝦無鬚及腹下通黑，煮之反白者，不可食之。食膾，飲乳酪，令人腹中生蟲，為瘕。

治食不化成症病方

鱠食之，在心胸間不化，吐復不出，速下除之，久成症病。

治之方：橘皮一兩　大黃二兩　朴硝二兩，上三味，以水一大升，煮至小升，頓服即消。

食鱠多不消，結為症病，治之方

馬鞭草　上一味，搗汁飲之，或以薑葉汁飲之一升，亦消。又可服吐藥吐之。

食魚後食毒，兩種煩亂，治之方

「食毒」。《千金》作「中毒」，兩種作

「面腫」。

橘皮濃煎汁服之，即解。

食鯸鮧魚中毒方

蘆根　煮汁服之，即解。

蟹目相向，足斑目赤者，不可食之。

食蟹中毒治之方

紫蘇　煮汁飲之三升。紫蘇子搗汁飲之，亦良。又方：冬瓜汁飲二升，食冬瓜亦可。

凡蟹未遇霜，多毒，其熟者乃可食之。蜘蛛落食中，有毒，勿食之。凡蜂、蠅、蟲、蟻等多集食上，食之致瘻。

果實菜穀禁忌並治第二十五

果子生食生瘡。果子落地經宿，蟲蟻食之者，人大忌食之。生米停留多日，有損處，食之傷人。桃子多食令人熱，仍不得入水浴，令人病，淋瀝，寒熱病。

杏酪不熟傷人。梅多食，壞人齒。李不可多食，令人臚脹。林禽不可多食，令人百脈弱。

橘柚多食，令人口爽，不知五味。梨不可多食，令人寒中，金瘡、產婦亦不宜食。

櫻桃、杏多食，傷筋骨。安石榴不可多食，損人肺。胡桃不可多食，令人動痰飲。生棗多食，令人熱渴，氣脹。寒熱羸瘦者，彌不可食，傷人。

食諸果中毒治之方

豬骨（燒灰）　上一味，末之，水服方寸匕。亦治馬肝、漏脯等毒。

木耳赤色及仰生者，勿食。菌仰捲及赤色者，不可食。

食諸菌中毒，悶亂欲死，治之方

人糞汁，飲一升。土漿，飲一二升。大豆濃煮汁飲之。服諸吐利藥，並解。食楓柱菌而哭不止，治之以前方。

誤食野芋，煩毒欲死，治之以前方。

蜀椒閉口者有毒。誤食之，戟人咽喉，氣病欲絕，或吐下白沫，身體痹冷，急治之方：

肉桂，煎汁飲之，多飲冷水一二升，或食蒜，或飲地漿，或濃煮豉汁飲之，並解。

正月勿食生蔥，令人面生游風。

二月勿食蓼，傷人腎。

三月勿食小蒜，傷人志性。

四月、八月勿食胡荽、傷人神。五月勿食韭，令人乏氣力。

五月五日勿食一切生菜，發百病。

六月、七月勿食茱萸，傷神氣。

八月、九月勿食薑，傷人神。十月勿食椒，損人心，傷心脈。

十一月、十二月勿食薤，令人多涕唾。

四季勿食生葵，令人飲食不化，發百病。非但食中，藥中皆不可用，深宜慎之。時病瘥，未健，食生菜，手足必腫。夜食生菜，不利人。

十月勿食被霜生菜，令人面無光，目澀，心痛，腰疼，或發心瘧。瘧發時，手足十指爪皆青，困痿。蔥、韭初生芽者，食之傷人心氣。

飲白酒，食生韭，令人病增。生蔥不可共蜜食之，殺人。獨顆蒜彌忌。棗和生蔥食之，令人病。生蔥和雄雞、雉、白犬肉食之，令人七竅經年流血。

食糖、蜜後，四日內食生蔥、韭，令人心痛。夜食諸薑、蒜、蔥等，傷人心。蕪菁根多食，令人氣脹。薤不可共牛肉作羹，食之成瘕病，韭亦然。蓴多食，動痔疾。

野苣不可同蜜食之，作內痔。白苣不可共酪同食，作䘌蟲。黃瓜食之，發熱病。葵心不可食，傷人，葉尤冷，黃背赤莖者，勿食之。胡荽久食之，令人多忘。病人不可食胡荽及黃花菜菜，芋不可多食，動病。妊婦食薑，令子餘指。蓼多食，發心痛。蓼和生魚食之，令人奪氣，陰咳疼痛。芥菜不可共兔肉食之，成惡邪病。小蒜多食，傷人心力。

食躁或躁方

豉濃煮汁飲之。

誤食鉤吻殺人解之方

鉤吻與芹菜相似，誤食之，殺人，解之方：

薺苨八兩，上一味，水六升，煮取二升，分溫二服。

治誤食水莨菪中毒方

菜中有水莨菪，葉圓而光，有毒。誤食之，令人狂亂，狀如中風，或吐血，治之方：甘草煮汁服之，即解。

治食芹菜中龍精毒方

春秋二時，龍帶精入芹菜中，人偶食之為病。發時手青腹滿，痛不可忍，名蛟龍病。

治之方：硬糖二、三斤，上一味，日兩度服之，吐出如蜥蜴三五枚，瘥。

食苦瓠中毒治之方

黎穰煮汁，數服之，解。

扁豆，寒熱者不可食之。久食小豆，令人枯燥。食大豆等，忌啖豬肉。大麥久食，令人作癬。白黍米不可同飴、蜜食，亦不可合葵食之。莜（蕎）麥麵多食之，令人髮落。鹽多食，傷人肺。食冷物，冰人齒。食熱物，勿飲冷水。

飲酒，食生蒼耳，令人心痛。夏月大醉汗流，不得冷水洗著身及使扇，即成病。

飲酒，大忌灸腹背，令人腸結。醉後勿飽食，發寒熱。飲酒食豬肉，臥秫稻穰中則發黃。食飴，多飲酒，大忌。

凡水及酒，照見人影動者，不可飲之，醋和酪食之，令人血瘕。食白米粥，勿食生蒼耳，成走疰。食甜粥已，食鹽即吐。犀角筋攪飲食，沫出及澆地墳起者，食之殺人。

飲食中毒、煩滿，治之方

苦參三兩，苦酒一升半

上二味，煮三沸，三上三下，服之，吐食出，即瘥。或以水煮亦得。又方：犀角湯，亦佳。

貪食、食多不消、心腹堅滿痛，治之方

鹽一升　水三升，上二味，煮令鹽消，分三

服，當吐出食，便瘥。

礬石，生入腹，破人心肝，亦禁水。商陸，以水服，殺人。葶藶子，傅頭瘡，藥成入腦，殺人。水銀入人耳及六畜等，皆死。以金銀著耳邊，水銀則吐。苦練無子者，殺人。

凡諸毒，多是假毒以投，不知時，宜煮甘草薺苨汁飲之，通除諸毒藥。

《金匱要略》校注

著　　者｜東漢・張仲景
校注者｜李　辰　郝　洋　周勁草
責任編輯｜王　璇

發行人｜蔡森明
出版者｜大展出版社有限公司
社　　址｜台北市北投區（石牌）致遠一路2段12巷1號
電　　話｜（02）28236031・28236033・28233123
傳　　真｜（02）28272069
郵政劃撥｜01669551
網　　址｜www.dah-jaan.com.tw
電子郵件｜service@dah-jaan.com.tw
登記證｜局版臺業字第2171號

承印者｜傳興印刷有限公司
裝　　訂｜佳昇興業有限公司
排版者｜弘益企業行
授權者｜山西科學技術出版社
初版1刷｜2023年1月

定　　價｜230元

《金匱要略》校注／東漢・張仲景著，李辰、郝洋、周勁草　校注
——初版——臺北市，大展出版社有限公司，2023.01
面；21公分——（中醫經典古籍；4）
ISBN 978-986-346-408-2（平裝）
1.CST：金匱要略　2.CST：中醫典籍
413.31　　111020308

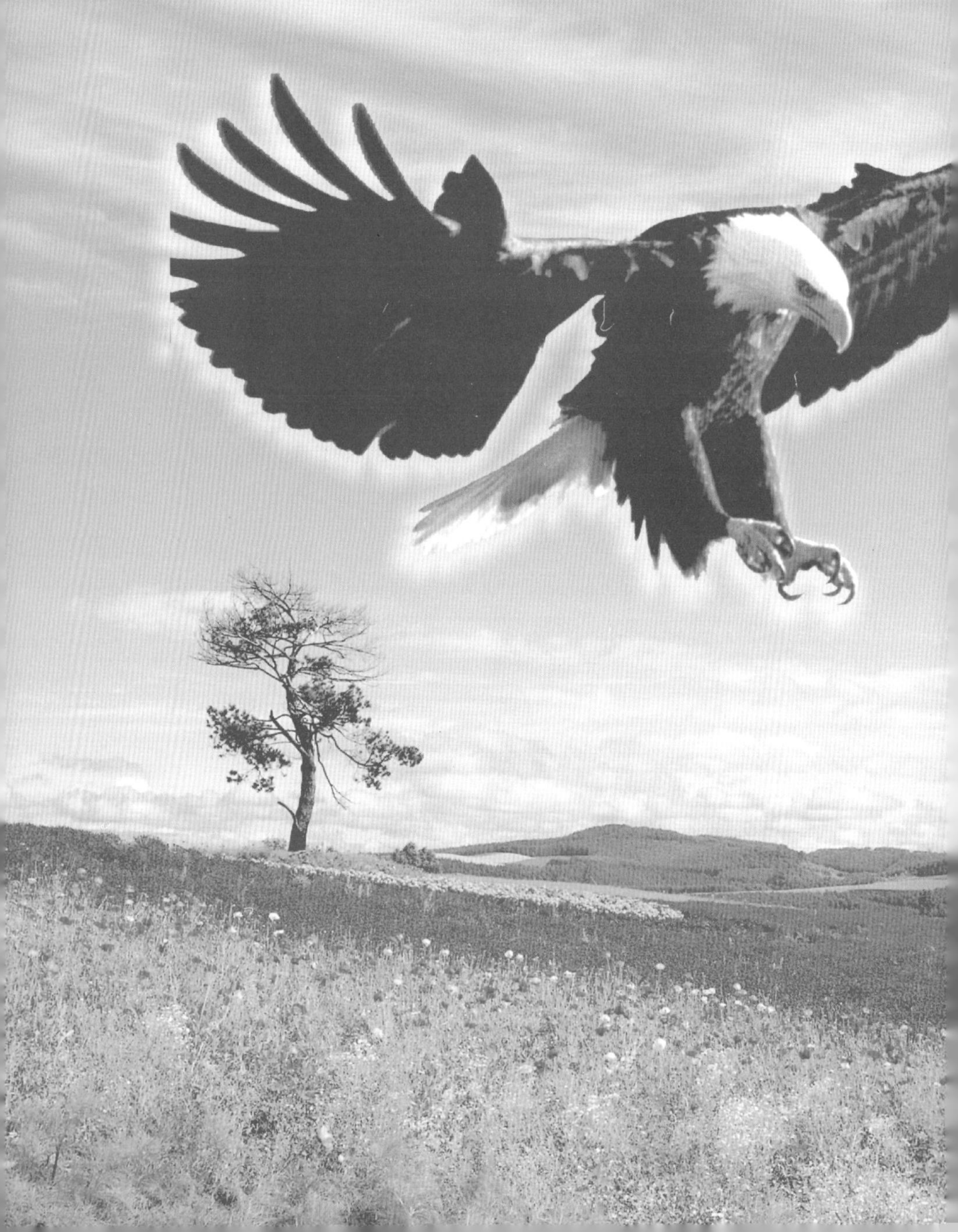